An Official Journal of the Japan Association for Medical Informatics

医 療 情 報 学　Vol. 38　No. 2

目　次　　　　　　　　　頁

An Official Journal of the Japan Association for Medical Informatics

JAPAN JOURNAL OF MEDICAL INFORMATICS Vol. 38 No. 2

CONTENTS   Page

原著-技術

単語分類階層を用いた医療文書分析のための目的指向の重み付け方法論の検討

松尾 亮輔[*1] Ho Tu Bao[*2] 池田 満[*1,2] 田中 孝治[*2] 陳 巍[*2]

本研究は，医療文書内の単語を分析目的により階層化した構造を用いて，目的指向の単語の重み付けを支援する汎用的な方法論を検討する．単語分類階層は，論理否定の活用とICD-10 コードに対応するランキングの医学関係情報の活用により，単語のカテゴリーをノードとして構成する．目的指向の重み付けのため，単語分類階層を重み付け規則の生成に活用し，カテゴリーに対して分析目的に基づいて重みを与えることで，カテゴリー間の順序関係を捉える．具体的には，単語の階層性とランキングの医学関係情報の活用という単語分類階層の2つの特徴から，3つの重み付け規則を生成し，階層が深く，論理否定に係らない，そして該当するランクが高い単語を分析目的に重要な単語として高い重みを付与した．目的指向の重み付けは，分析目的の1つである死亡予測の実験で有効性が示されたことから，提案する目的指向の重み付け方法論が有効であることが示唆された．本研究ではICD-10 コードに対応する単語が分析目的に依存している重要な単語としたが，ICD-10 対象外の単語に対しても，分析目的に類似的な依存性を求めるために，機械学習技術を活用することを考察した．本研究で提案した方法論や，重み規則により捉えられる単語のカテゴリー間の順序および単語と重みの辞書は，医療ビックデータ分析による知識獲得支援の促進への貢献が期待できる．

■キーワード：自然言語処理，知識ベース，人工知能，ICD，医療情報学応用

A Consideration of a Methodology of the Object-oriented Term Weighting Using Hierarchical Term Classification for Medical Document Analysis: Matsuo R[*1], Ho TB[*2], Ikeda M[*1,2], Tanaka K[*2], Chen W[*2]

In this paper, we consider a methodology of the object-oriented term weighting, by using a hierarchical structure of terms in medical documents according to analytical purposes. The hierarchical term classification exploits logical negation and medical information of ranking corresponding to ICD-10 codes and consists of the category of terms as the nodes. It is employed to

---

[*1]北陸先端科学技術大学院大学 サービスサイエンス研究センター
[*2]北陸先端科学技術大学院大学 知識科学系
〒923-1292　能美市旭台 1-1
E-mail：matsuor@jaist.ac.jp
受付日：2017 年 8 月 1 日
採択日：2018 年 1 月 31 日

[*1]Research Center for Service Science, Japan Advanced Institute of Science and Technology
[*2]School of Knowledge Science, Japan Advanced Institute of Science and Technology
1-1 Asahidai, Nomi, Ishikawa, 923-1292, Japan

generate weighting rules for the object-oriented term weighting and we capture the order relation among the categories by giving the weights based on analytical purposes to the categories. Specifically, we generate three weighting rules from two features of the hierarchical term classification: the term hierarchy and the exploitation of medical information of ranking, and give higher weight to terms where it is located at the deep layer, non-negative terms' categories and the higher rank in the hierarchy as important terms for a certain analytical purpose. The experimental results on mortality prediction which is one of the analytical purposes have indicated the effectiveness of the object-oriented term weighting. Therefore, it was suggested that the proposed methodology of the object-oriented term weighting is effective. Although, we regard the terms which correspond to ICD-10 as the dependent and important terms for analytical purposes, we considered the exploitation of machine learning techniques to capture the similar dependencies regarding analytical purposes for the terms which do not correspond to ICD-10. The proposed methodology and the order relation among terms' categories derived from the weighting rules, a dictionary of terms and the weights have potential to contribute to the enhancement of knowledge acquisition support by big data analysis in medical domain.

Key words：Natural language processing, Knowledge bases, Artificial intelligence, ICD, Medical informatics applications

1. 緒 論

現在，日本は電子カルテを二次利用するための整備が進んでおり，カルテ内の膨大な医療情報の利活用への期待が高まっている．文書データを分析するには，ベクトル空間上で文書を数値で計算可能な形式に変換することが求められる．文書をベクトルでいかに表現するかが，文書分析において，本質的な問いである．文書のベクトル変換の方法としては，ある文書にある単語が出現すれば1，出現しなければ0の二値をベクトルの要素とする方法や，文書出現頻度をベクトルの要素とする方法があるが，通常，Term Frequency and Inverse Document Frequency (TFIDF)[1] という単語の重み付け手法（文書内の単語に対してある重要度の観点から数値で重みを付与する手法）を用いてベクトルを構築する方法がとられている．TFIDF は，単語の文書頻度と逆文書頻度を用いて重み付けをし，ある一文書内で多く出現し，かつ多くの文書で出現しない単語を重要語としている．TFIDF はこれまで，有効性かつ扱いやすさ

から，新手法でないが，先進アルゴリズムの基盤として用いられてきている[2].

単語の頻度情報に基づいた重み付けだけでなく，TFIDF を拡張して，目的指向の単語の重み付け手法が開発されている．文書分析の目的によっては，単語がある領域において持つ意味を捉えて重みを与えることが必要であり，そのために，オントロジー[3~10] や単語のクラス情報[11~13]，あるいはそれらのハイブリッド手法[14~16] が活用されている．医学文書を対象とした目的指向の重み付け手法では，医学オントロジーの Unified Medical Language System (UMLS)[17] と UMLS から得られるクラス情報を用いた単語タイプの識別[15,16]や，医学オントロジーの Medical Subject Headings (MeSH)[18] を用いた単語間の意味的関係の測定[3,4]により，情報検索や分類，クラスター分析，センチメント分析に適用されている．

しかしながら，情報検索や分類などの分析において，特に医療文書を対象とした診療支援に関する分析目的（死亡予測や在院日数予測など）で医療文書内の単語を階層化し，目的指向の重み付け

に活用する研究はこれまでみられない．医療文書の分析目的という観点から医療文書内の単語を階層的に表現することは，分析目的に特化した重み付けの規則の生成に寄与すると考えられる．

　医療文書内の医学単語は，hypertension や high blood pressure, hypertonia, ht, hbp のように類義語や同義語および略語による表現の仕方が多く，疾病，治療，薬などの種類も多いため，このような医療文書の特性に対応しつつ，自然言語処理技術により単語の重み付けという前処理をすることは，医療文書分析において本質的であり，重要かつ困難な問題である．この前処理のプロセスを支援する方法論があれば，膨大な医療情報の二次利用を大きく促進できる．分類や予測の精度を高めるには，深層学習などの最新の機械学習技術が活用できるが，電子カルテの二次利用の整備が進み，利用可能な医学知識も増えている現代において，目的指向の重み付け手法の開発における前処理を支援する汎用性のある方法論を新たに開発することは，医療の分野におけるビックデータ分析による知識獲得支援の促進として価値があると考えられる．

2. 目　的

　本研究は，医療文書内の単語を分析目的で階層化した構造を用いて，目的指向の重み付けを支援する汎用的な方法論を検討する．オントロジーと単語のクラス情報を活用して，医療文書内の単語タイプを識別し，分析目的により構成する単語分類階層は，目的指向の重み付けのための重み付け規則の生成に活用するものとする．そして，膨大な医学単語それぞれに対して，分析目的の観点から異なる重みを付与することは困難であると考えられるため，階層内のリーフノードにあたるカテゴリーに対して重みを与え，カテゴリー内のすべての単語は該当するカテゴリーの重みが一意に与えられるものとする．最終的に階層構造による重みと単語ごとの TFIDF による重みの組み合わせを単語の重みとして文書のベクトルの要素とする．

　分析目的に基づいた単語分類階層を活用して重み規則を生成し，重み付けを行う方法や，重み規則により捉えられる単語のカテゴリー間の順序および単語と重みの辞書は，医療ビックデータ分析による知識獲得支援の促進に貢献することが期待される．

3. 提案手法

1) 階層構造の性質

　本研究で構成する分析目的による階層構造は図1であり，医療文書を入力として構成される．階層構造内のノードは，単語のカテゴリーを意味する．ルートノードは，医療文書内の単語である．ここで単語とは，ある1語だけではなく，複数の語で構成される用語も含むこととする．医療文書内の単語の下位には，非医学単語と医学単語というカテゴリーのノードが構成される．医学単語のノードは，医学における専門用語を意味し，非医学単語のノードは，医学単語ではない一般単語のことである．医学単語の下位には，非 ICD-10 医学単語と ICD-10 医学単語というカテゴリーのノードが構成される．ICD-10 医学単語は，医学の専門用語の中でも，疾病や症状，所見の単語に割り当てられる International Statistical Classification of Diseases and Related Health Problems, 10th revision (ICD-10)[19] のコードを持つ単語のことである．非 ICD-10 医学単語は，ICD-10 コードを持たない医学単語である．ICD-10 医学単語の下位には，ICD-10 ランク外医学単語と ICD-10 ランク内医学単語というカテゴリーのノードが構成される．ICD-10 ランク内医学単語は，ICD-10 コードに対応する診断に関するランキングに該当する医学単語であり，ICD-10 ランク外医学単語は，ランキングに該当しない医学単語のことである．ICD-10 ランク内医学単語の下位には，用いるランキング内のランク数を n とした場合に，ランク1に該当する単語，ランク2に該当する単語，ランク n に該当する単語のノードで構成され，それぞれ該当するランクにあたる単語のことである．これらのノードの包含関係は，

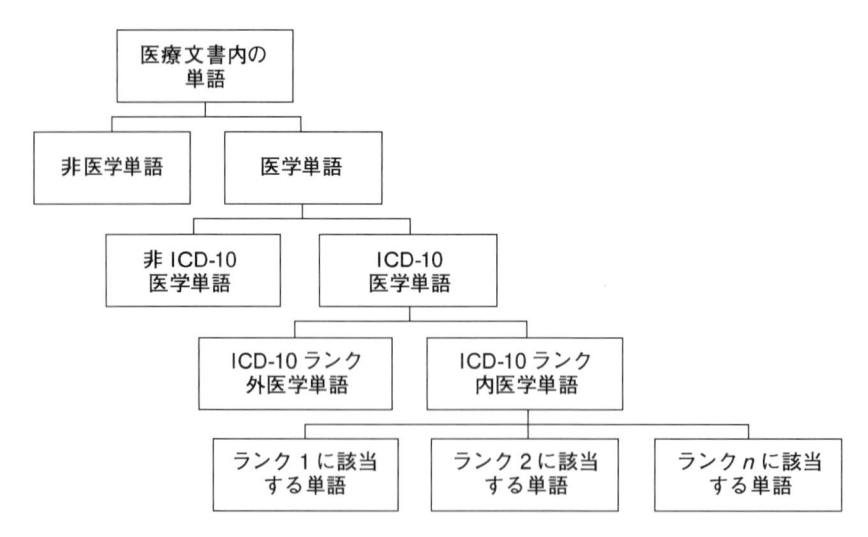

図1　医療文書内の単語を分析目的で階層化した構造

下記のように示される.

　　{非医学単語} ∪ {医学単語}

　　= {医療文書内の単語}

　　{非 ICD-10 医学単語} ∪ {ICD-10 医学単語}

　　= {医学単語}

　　{ICD-10 ランク外医学単語}

　　∪ {ICD-10 ランク内医学単語}

　　= {ICD-10 医学単語}

　　{ランク 1 に該当する単語}

　　∪ {ランク 2 に該当する単語}

　　∪ {ランク n に該当する単語}

　　= {ICD-10 ランク内医学単語}

2)　単語に対する分類の付与

　階層構造内のノードにあたる医学単語や ICD-10 医学単語といった単語のタイプを識別するため，オントロジーを活用する．オントロジーは，概念化の明示的な規約と定義され，単語間の概念関係を階層構造でシステマティックに表現する[20]．また，「人間が対象世界をどのように見ているかという根元的な問題意識をもって物事をその成り立ちから解きあかし，それをコンピュータと人間が理解を共有できるように書き記したもの」とも定義され，基礎となる概念は対象とする世界に存在する概念と，それらの間に成立する関係に関する記述を意味する概念化であるとしている[21].

　本研究では，医学単語の概念を扱うために，UMLS という医学オントロジーを用いる．UMLS は生物医学概念のリポジトリであるメタシソーラスや，135 の概念カテゴリーを含むセマンティックネットワーク，語彙資源で構成されている[17]．本研究では，特にコードで示された医学単語の概念情報を用いて，医学オントロジーを辞書的役割と，他の医学知識へのマッピングのために活用する．単語の概念を用いる利点は，同義語や類義語の問題に対応できることである.

　医療文書内の単語から，まず，UMLS の概念情報を用いることで，医学単語を識別する．単語を UMLS へマッピングする MetaMap[22] を活用して，UMLS 内の概念情報を持つ医療文書内の単語を医学単語とし，そうでない単語を非医学単語と分類する．次に，医学単語を ICD-10 医学単語と非 ICD-10 医学単語へ分類する．なぜなら ICD-10 は，国際的に広く統計分類として用いられていることから，統計と親和性の高いランキングの医学関係情報を活用しやすく，分析目的に適した医学関係情報へのマッピングに有効と考えられるためである．医学単語の ICD-10 コードを取

得するために，UMLS の概念情報と BioPortal[23] を活用し，ICD-10 コードの有無で医学単語をICD-10 医学単語か非 ICD-10 医学単語に分ける．この分類は，分析目的という観点からは，どのような分析目的にも共通して重み付けに活用できると考えられる．医療文書の分析目的に応じて，重み付けの際に重要となる単語は変化すると考えられるが，非医学単語や ICD-10 医学単語，非ICD-10 医学単語は，分析目的とは独立した区分であるといえる．

次に，ICD-10 を活用して医学単語が持つ様々な特性を捉えることで，分析目的により特化した分類を行う．つまり，分析目的という観点からは，分析目的に依存する区分として捉えられ，分析目的と独立する区分の橋渡し役が，診断に関する分析目的に適したランキングの医学関係情報へのマッピングに有効な ICD-10 である．例えばICD-10 の中には，hypertensive heart disease というラベルがあり，I11 の ICD-10 コードに対応している．このコードに対応する医療文書内の医学単語が，分析目的に応じて様々な特性を持つことを例を挙げながら述べる．例えば，患者リスクを予測する分析や，在院日数を予測する分析において，それらの分析目的に依存する区分を構築するために，ICD-10 コードを活用して，死因ランキング[24]や平均在院日数[25]の医学関係情報に I11 に対応する医療文書内の医学単語をマッピングできる．なぜなら，それらの医学関係情報は ICD-10 に紐づけられているためである．例えば，死因ランキングの場合，I11 はランク 1 に該当し，平均在院日数の場合，I11 は 8.3 日に該当する．そのため，患者リスクの予測という分析目的の観点からは，I11 に対応する医療文書内の医学単語は，死因ランキング 1 位に該当することから，患者の重症度合いが高いという特性を持つ．平均在院日数の予測という分析目的の観点からは，上述の単語は，平均在院日数で 8.3 日に該当することから，長期入院の度合いが低いという特性を持つ．これらの特性は，患者リスクの予測と在院日数の予測というそれぞれの分析目的に適しており，重

み付けにおいても重要な要素であると考えられる．このように，ICD-10 医学単語は，診断に関するランキングの医学関係情報にマッピングさせることで，扱う分析目的に応じて様々な特性を持つことがわかる．

そこで，本研究では，分析目的に適した ICD-10 対応のランキングへマッピングできる ICD-10 医学単語を，ICD-10 ランク内医学単語へ分類し，そうでない場合は ICD-10 ランク外医学単語へ分類する．ICD-10 ランク内医学単語は，該当するランキング内のランクごとでさらに分類がされる．

3)　目的指向の重み付け

分析目的による階層構造を用いることで，下記の 2 つの特徴から 3 つの重み付け規則を生成する．

(1)　単語の階層性

本研究では，単語階層の粒度を活用して，浅い階層の単語よりも，深い階層の具体的な単語に対してより高い重みを付与する．例えば，ICD-10 医学単語に医学単語よりも高い重みを与え，ICD-10 ランク内医学単語に ICD-10 医学単語よりも高い重みを与える．

また，階層構造の医療文書内の単語が A であるという場合と A でない（図 1 では非○○単語に該当）において，A であるの場合のノードのみ深くし，すべての単語が階層構造中のリーフノードに対応づくという性質から，医療文書内の単語が A でないという場合よりも A であるという場合により高い重みを付与する．ここで A に該当する単語は，医療文書分析において重要語である．例えば，医学単語である場合と医学単語でない場合（非医学単語）や，ICD-10 医学単語である場合と ICD-10 医学単語でない場合（非 ICD-10 医学単語）では，医療文書の分析で重要語と考えられる医学単語と ICD-10 医学単語に対して，それぞれ非医学単語と非 ICD-10 医学単語よりも高い重みを与える．

(2)　ランキングの医学関係情報の活用

本研究では，ICD-10 に対応する診断に関する

ランキングの医学関係情報を活用することで，単語カテゴリー間の優劣をつける．例えば，15の死因ランクを含む死因ランキングにおいて，死因ランク1位に該当するカテゴリーの重みは，15の死因ランクのカテゴリー間で最も高くなる．

上記2つの重み付け規則を用いることで，階層構造内の単語カテゴリー間の重要度の差は下記のように峻別される．

$$W(非医学単語) < W(非 ICD\text{-}10 医学単語)$$
$$< W(ICD\text{-}10 ランク外医学単語)$$
$$< W(ランク n に該当する単語)$$
$$< W(ランク 1 に該当する単語)$$

ここで，Wはカテゴリーの重みであり，W（非医学単語）は，非医学単語のカテゴリーの重みである．nはランキングのランク数である．単語の階層性（特徴1）により，深い階層の単語集合に浅い階層の単語集合よりも高い重みが付与されている．また，論理否定を活用した階層から，例えば，非医学単語よりも，医学単語の中の非 ICD-10 医学単語により高い重みを与えている．非 ICD-10 医学単語よりも，ICD-10 医学単語の中の ICD-10 ランク外医学単語により高い重みを与える．ICD-10 ランク外医学単語よりも，ICD-10 ランク内医学単語により高い重みを与える．このように，階層上で，A でないという場合よりも A であるという場合により高い重みが与えられる．さらに，ランキングの医学関係情報の活用（特徴2）により，ICD-10 ランク内医学単語の中でも，ランクが高ければ高くなるほど，対応するカテゴリーの重みを高くする．このように，単語分類階層を用いて重み付け規則を生成し，その規則を活用して重み付けする方法が本研究で提案する目的指向の重み付けである．

4.　実験による評価

1）　実験設定

単語分類階層により単語カテゴリーの順序を活用した目的指向の重み付け方法論の有効性を検証するため，集中治療室（ICU）のデータベースである Multiparameter Intelligent Monitoring in Intensive Care II（MIMIC II）[26]を用いて，死亡予測の実験を行う．MIMIC II は検査データや看護記録，退院時要約，読影レポートなど多様な臨床データを含む公開データベースである[26]．本実験の死亡予測とは，患者の退院時要約のデータと患者が病院で亡くなった（ラベル1）か亡くならなかった（ラベル0）かを示す2値ラベルを用いて予測モデルを構築し，退院時要約のみを用いて，患者が病院で亡くなってしまったか亡くならなかったかを予測することである．

データセットは MIMIC II データベースから 60歳以上の患者の退院時要約で合計 13,026 文書を用いる．前処理としてストップワードの除去とチャンキング，否定語に係る単語の除去を行う．

単語カテゴリーの重み W は下記[27]の式を用いて求める．

$$W_i = \frac{(W_{max} - W_{min}) \times (\xi - i + 1)}{\xi}$$

W_i は単語カテゴリーの順位 i 番目に対応する重みである．W_{max} と W_{min} は重みの最大値と最小値で，本実験ではそれぞれ 0.9，0.2 と設定する．ξ は単語カテゴリー数で，非医学単語を除き，本実験では死因ランキングを用いているため，値は 17 となる．W_1 は死因ランク1に該当する単語（死因名は Disease of heart）が対象であり，重みは 0.7である．ICD-10 ランク外医学単語の重みは W_{16} にあたり，値は 0.08，非 ICD-10 医学単語の重みは W_{17} にあたり，値は 0.04 である．非医学単語の重みは 0 とする．

文書のベクトルの要素は最終的に単語カテゴリーの重みと単語ごとの TFIDF による重みの組み合わせとする．TFIDF による重み（Min-Max正規化後）と単語カテゴリーの重みは足し算により組み合わせ，重み係数として TFIDF による重みに 0.5，単語カテゴリーの重みに 1.5 を掛け合わせる．TFIDF の影響を小さくし，単語カテゴリーの重みを際立たせるために重み係数を用いる．

2つのラベルは MIMIC II データベースの ex-

表1　実験で用いる4つの重み付け手法の意味

手法	手法の意味
TFIDF	TFIDFによる頻度に基づく重み付けで、実験のベースラインである。
TFIDF-MED-1	医学単語に対して重みを一意に上昇させた手法である。
TFIDF-MED-2	医学単語の中でもICD-10単語により高い重みを与えた手法である。
TFIDF-MED-Ranking	単語分類階層の特徴の1つであるランキングを活用した目的指向の手法である。

表2　死亡予測の実験結果

	TFIDF	TFIDF-MED-1	TFIDF-MED-2	TFIDF-MED-Ranking
F1スコア	81.59	83.42	83.52	84.46

pire_flgのカラムから取得する。ラベル1とラベル0の文書数はそれぞれ2,158、10,868である。分類器をRandom forestとし、特徴選択をL2正則化として、Scikit-learn[28]のライブラリを用いて、これらを実行する。

提案する目的指向の重み付けをTFIDF-MED-Rankingとし、ベースラインをTFIDF、ランキングを活用せずに単語カテゴリー数が2または3の場合であるTFIDF-MED-1とTFIDF-MED-2を比較対象とする。4つの手法の意味は表1で示される。4つの手法の比較は13,026文書を用いた5-foldクロスバリデーションによるF1スコアを用いて行う。

$$F1スコア = \frac{2 \times precision \times recall}{precision + recall}$$

precisionは正と予測した中で、実際に正である割合で、recallは実際に正である中で、正と予測された割合であり、precisionとrecallを要素とするF1スコアは総合的な評価指標である。

2) 実験結果

表2は死亡予測の実験結果を示している。結果から単語分類階層の特徴を活用している目的指向の重み付け手法（TFIDF-MED-Ranking）が最も高いF1スコアを示した。そのF1スコアは、ベースラインであるTFIDFと比べるとおよそ3%、ランキングを活用しない場合のTFIDF-MED-1とTFIDF-MED-2と比べるとおよそ1%高かった。

したがって、単語分類階層により単語カテゴリーに順序を活用した目的指向の重み付け方法論が有効であることが示唆される。

5.　考察

医療文書内の単語から、非医学単語と医学単語に分類した階層のみを用いた場合（TFIDF-MED-1）と、さらに医学単語から、ICD-10医学単語と非ICD-10医学単語への分類も含めた場合（TFIDF-MED-2）は、TFIDF-MED-Rankingよりも有効ではなかった。TFIDF-MED-1とTFIDF-MED-2を比較すると、TFIDF-MED-2の方が0.1%のみF1スコアが高かった。したがって、階層の上位から順に、重み付けに用いる単語の種類を増やすと、死亡予測の精度の向上がみられるという分析目的と独立する単語と、分析目的に依存する単語の境界で、死亡予測に用いられることがわかった。このことから、目的独立単語の下位に目的依存単語を配置する汎用手法を構成できることが示唆される。本実験では、死亡予測という分析目的のために、死因ランキングを活用したが、別の分析目的に適したランキングの医学関係情報を取り入れることで、様々な分析目的に対して、目的指向の重み付けが適用できると考えられる。

ある分析目的に適したランキングの医学関係情報がカバーできないというランキング外の医療文書内の単語についても、近接関係により類似するランキング内のICD-10医学単語の重みを参考に、分析目的に応じて分析のスカベクトルの初期値となる

重みを可変することが，対象となる分析目的における分析精度の向上に寄与すると考えられる．例えば，ST dep（ST 低下）という医学単語は，心電図による異常な所見であり，心疾患の診断において重要な情報であるが，ICD-10 コードに対応しないため見過ごされてしまう．そこで，シソーラスでは表されない単語の近接関係に基づいて，非医学単語と非 ICD-10 医学単語および ICD-10 ランク外医学単語の下位に，分析目的に類似的に依存する単語というカテゴリーを新たに構築できると考えられる．ここで，類似とは，単語の共起に基づいて学習される類似性を指し，Word-2Vec[29] により単語をベクトルに変換した上で，コサイン類似度により単語間の類似性を求められる．ICD-10 ランク内医学単語のそれぞれのランクに該当する単語と，上記の 3 つのカテゴリーにあたる単語との類似度を計算し，閾値以上の類似度を持つ上記の 3 つのカテゴリーにあたる単語を，それぞれの 3 つのカテゴリーの下位の分析目的に類似的に依存する単語へ分類し，そうでない場合は分析目的に類似的に依存しない単語へ分類することができる．分析目的に類似的に依存する単語のカテゴリーの下位には，さらに該当するランキング内のランクごとで分類がされる．近接関係に基づく類似性により，ランキング内のランクごとに該当する単語カテゴリーの重みを，ランクに該当する単語に類似的に依存する単語カテゴリーの重みに反映させることができる．例えば，非 ICD-10 医学単語であっても，ランキング内のランク 1 に該当する単語に類似的に依存している場合は，ランク 1 と同程度の重みが与えられる．これにより，ICD-10 が対象とする単語だけでなく，非医学単語や非 ICD-10 医学単語など様々な種類の単語を分析目的に基づいて再分類することが可能になると考えられる．

分析目的への類似性を考慮して文書の特徴ベクトルを生成する研究[30]がある．I2B2 2008 obesity challenge の退院時要約のデータセットを用い，分析目的は疾病の分類としている．キーアイデアは，ある特定の疾病分類に効く特徴は何かを疾病

分類の結果のフィードバックから分類結果の改善に寄与したかどうかをみて識別することである．本研究は分類精度の向上が目的ではなく，目的指向の重み付けを支援する方法論を検討することであり，単語単位で近接関係に基づく類似性により目的指向の重みを与えられると考えるため，医療ビッグデータ分析による知識獲得支援の促進が期待される．また，ICD-10 ランク内医学単語と，分析目的に類似的に依存する疾病や薬，検査などに関する医療文書内の様々な種類の単語との関係性について，該当する類似度を用いながら分析できるようになることは，知識発見の観点から意義があると考えられる．

実験で対象とした死亡予測を分析目的とした場合の目的指向の単語の重み付けは，トップ 15 の死因ランクを含む死因ランキングの知識を組み込んでいるため，患者のリスク予測や死亡予測といった分析目的において，特定の疾患によらない分析が可能であると考えられる．また，死亡予測の結果から，どの患者にリスクがあるかを分析することや，予測に影響を及ぼす単語の分析ができると考えられる．また，死亡予測の分析目的に適した単語の重み付けにより，文書を計算可能な形式に変換しているため，データの二次利用の観点から，患者のリスクを捉えることが重要な分析(患者の重症度に基づく類似症例検索など) に適用できると考えられる．

目的指向の重み付けを支援するためには，再利用という観点からは，階層構造自体ではなく，重み規則により捉えられる階層構造内のノードの順序や，単語，ノード，ICD-10，重みの 4 つの文字列のリストを要素とする一次元順序配列（重み付き医学辞書）が有効であると考えられる．

提案する方法論は，ICU 以外の英語の医療文書にも適用が可能であると考えるが，日本語の診療録においては，診療録内の単語の ICD-10 コードを識別できれば，適用が可能であると考えられる．

単語分類階層の入力は医療文書であるため，階層構造内のノードに該当する単語の数は入力に依

存するが，入力を増やせば増やすほど，ノードに該当する単語数が増える，つまり，知識が蓄積されていくと考える.

しかしながら，例えば, hypertensive disease は，I10-I15 の ICD-10 コードに対応し，そのコードは I10, I11, I12, I13, I14, I15 の 5 つのコードに該当することになる. 患者リスクの予測という分析目的に適した死因ランキングを参照すると，I10 と I12, I15 のコードは死因ランキングのランク 13 に該当し，I11 と I13 のコードは死因ランキングのランク 1 に該当する. このように，あるランキングの中で複数のランクに該当するような粒度の粗いコードに対応する単語の分類方法と，それに伴う重み付け方法を考える必要がある. また，類似度計算において，例えば，ICD-10 ランク内医学単語の下位に，ランクごとで 3 つの単語カテゴリーがある場合において，3 つの単語カテゴリーすべてに対して閾値以上の類似度を持つ単語の扱い方を検討する.

また提案手法は，医学単語が医学単語でない単語（非医学単語）よりも分析において重要であるという考えに基づいていた. しかしながら，医学単語には当てはまらない擬音語や擬態語といった日常語あるいは一般語が重要になる場合もあると考えられる. なぜなら，医師と患者の間には，知識のギャップがあり，患者は医学単語を用いずに症状を伝えることが考えられるためである. 今後の課題としては，どのような医療文書分析において，どのような日常語あるいは一般語が重要語となるかを検討する.

6. 結 論

本研究は，医療文書内の単語を分析目的により階層化した構造を活用して，目的指向の重み付けを支援する汎用的な方法論を検討した. 単語分類階層は，医療文書を入力として，医学知識に基づいて，論理否定の活用と ICD-10 コードに対応するランキングの医学関係情報の活用により，単語カテゴリーをノードとして構成した. 目的指向の重み付けのため，単語分類階層を重み付け規則の生成に活用した. 単語の階層性とランキングの医学関係情報の活用という 2 つの特徴から，3 つの重み付け規則を生成し，階層が深く，論理否定に係らない，かつ該当するランクが高い単語を分析目的に重要な単語として高い重みを付与した.

膨大な医学単語に対して分析目的の観点から異なる重みを付与することは困難であることから，本研究では，重み付け規則に沿って，階層内のリーフノードにあたる単語のカテゴリーに対して重みを与え，カテゴリー内の全単語は該当するカテゴリーの重みが一意に与えられるものとした. 最終的に，階層構造による重みと単語ごとの TFIDF による重みを組み合わせたものを単語の重みとして文書ベクトルの要素とした.

目的指向の重み付けは，分析目的の 1 つである死亡予測の実験で有効性が示されたことから，提案する目的指向の重み付け方法論が有効であることが示唆された. 分析目的に依存している単語カテゴリーは ICD-10 コードに対応する単語としたが，ICD-10 の対象外の医療文書内の単語に対しても，分析目的に類似的な依存性を求めるために，機械学習技術を活用することを考察した. 本研究で提案した方法論（分析目的による単語分類階層を活用して重み規則を生成し，重み付けを行う）や，重み規則により捉えられる単語のカテゴリー間の順序および単語と重みの辞書は，医療ビッグデータ分析による知識獲得支援の促進への貢献が期待できる.

参 考 文 献

1) Salton G, Buckley C. Term-weighting approaches in automatic text retrieval. *Information Processing & Management* 1988 ; **24**, 5 : 513-523.

2) Ramos J. Using tf idf to determine word relevance in document queries. Technical report, Department of Computer Science, Rutgers University 2003.

3) Zhang X, Jing L, Hu X, Ng M, Zhou X. A comparative study of ontology based term similarity measures on PubMed document clustering. *International Conference on Database Systems for Advanced Applications* 2007 ; 115-126.

4) Zhang X, Jing L, Hu X, Ng M, Jiangxi JX, Zhou X. Medical document clustering using ontology-based term similarity measures. *International Journal of Data Warehousing and Mining (IJDWM)* 2008 ; **4**, 1 : 62-73.

5) Zakos J, Verma B. Concept-based term weighting for web information retrieval. *International Journal of Computational Intelligence and Applications* 2006 ; **6**, 2 : 193-207.

6) Sakre MM, Kouta MM, Allam AM. Weighting query terms using wordnet ontology. *International Journal of Computer Science and Network Security* 2009 ; **9**, 4 : 349-358.

7) Tar HH, Nyunt TTS. Ontology-based concept weighting for text documents. *World Academy of Science, Engineering and Technology* 2011 ; **57** : 249-253.

8) Sureka V, Punitha S. Approaches to ontology based algorithms for clustering text documents. *International Journal of Computer Technology and Applications* 2012 ; **3**, 5 : 1813-1817.

9) Varelas G, Voutsakis E, Raftopoulou P, Petrakis EG, Milios EE. Semantic similarity methods in wordNet and their application to information retrieval on the web. *In : Proceedings of the 7th Annual ACM International Workshop on Web Information and Data Management* 2005 ; 10-16.

10) Jing L, Zhou L, Ng MK, Huang JZ. Ontology-based distance measure for text clustering. *In : Proceedings of SIAM SDM workshop on text mining* 2006.

11) Lan M, Tan CL, Low HB. Proposing a new term weighting scheme for text categorization. *In : AAAI* 2006 ; **6** : 763-768.

12) Ko Y. A new term-weighting scheme for text classification using the odds of positive and negative class probabilities. *Journal of the Association for Information Science and Technology* 2015 ; **66**, 12 : 2553-2565.

13) Martineau J, Finin T. Delta TFIDF : An improved feature space for sentiment analysis. *In Proceedings of the Third AAAI International Conference on Weblogs and Social Media* 2009.

14) Luo Q, Chen E, Xiong H. A semantic term weighting scheme for text categorization. *Expert Systems with Applications* 2011 ; **38**, 10 : 12708-12716.

15) Yu H, Cao YG. Using the weighted keyword models to improve information retrieval for an-swering biomedical questions. *In : Summit on Translational Bioinformatics* 2009 ; 143-147.

16) Zhu W, Xu X, Hu X, Song IY, Allen RB. Using UMLS-based re-weighting terms as a query expansion strategy. *In : IEEE International Conference on Granular Computing* 2006 ; 217-222.

17) Bodenreider O. The Unified Medical Language System (UMLS) : integrating biomedical terminology. *Nucleic Acids Research* 2004 ; **32** (suppl 1) : D267-D270.

18) The National Library of Medicine (NLM) . Medical Subject Headings (MeSH) . [https://www.nlm.nih.gov/mesh/ (cited 2017-Feb-24)].

19) World Health Organization. International statistical classification of diseases and related health problems. 2004 ; 1.

20) Gruber TR. A translation approach to portable ontology specifications. *Knowledge Acquisition* 1993 ; **5**, 2 : 199-220.

21) 溝口理一郎. オントロジー工学. オーム社, 2005.

22) Aronson AR. Effective mapping of biomedical text to the UMLS Metathesaurus: the MetaMap program. *In: Proceedings of the AMIA Symposium* 2001 ; 17-21.

23) Noy NF, Shah NH, Whetzel PL, Dai B, Dorf M, Griffith N, et al. BioPortal: ontologies and integrated data resources at the click of a mouse. *Nucleic Acids Research* 2009 ; **37** (suppl 2) : W170-W173.

24) Murphy SL, Xu J, Kochanek KD. Deaths : final data for 2010. *NVSR* 2013 ; **61**, 4 : 1-118.

25) Kramers, PG. The ECHI project: health indicators for the European Community. *The European Journal of Public Health* 2003 ; **13** : 101-106.

26) Saeed M, Villarroel M, Reisner AT, Clifford G, Lehman LW, Moody G, et al. Multiparameter Intelligent Monitoring in Intensive Care II (MIMIC-II) : A public-access intensive care unit database. *Critical Care Medicine* 2011 ; **39**, 5 : 952-960.

27) 松尾亮輔, Ho Tu Bao. 重症度を考慮した医学単語重み付け手法による死亡予測. 第30回人工知能学会全国大会 2016 ; 4D1-4in2.

28) Pedregosa, F, Varoquaux G, Gramfort A, Michel V, Thirion B, Grisel O, et al. Scikit-learn: Machine learning in Python. *Journal of Machine Learning Research* 2011 ; **12** (Oct) : 2825-2830.

29) Mikolov T, Sutskever I, Chen K, Corrado G, Dean J. Distributed representations of words and

phrases and their compositionality. *In*: *Advances in Neural Information Processing Systems* 2013 ; 3111-3119.

30) Garla VN, Brandt C. Ontology-guided feature engineering for clinical text classification. *J Biomed Inform* 2012 Oct ; **45**, 5 : 992-998.

マイニングで必要とされる分析機能を完備！

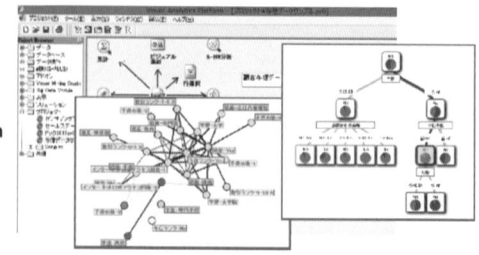
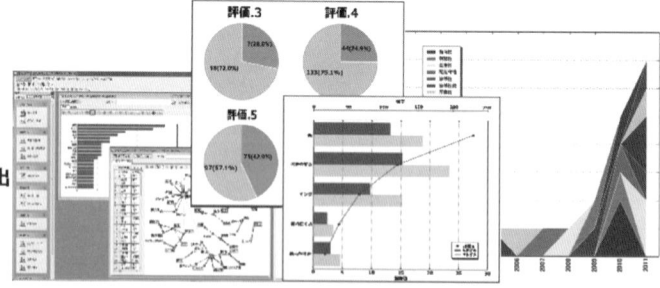

総　説

日本医療情報学会での医療情報技師に関する
アクティビティの文献学的研究

津久間秀彦[*1]　島川　龍載[*2]　田中　武志[*1]　池内　　実[*1]

【背景】中国地方の医療情報技師を対象としたアンケートで，6割以上が"医療情報技師の3C"を充分に理解していないことが分かった．【目的】日本医療情報学会を場とした，医療情報技師に関する活動のアクティビティを文献学的調査で把握して今後の課題を明らかにする．【方法】医学中央雑誌，医療情報学連合大会CD-ROM論文集，論文誌「医療情報学」から"医療情報技師"が含まれる文献を抽出し，「マネジメント/3C/存在意義/認知度/資格取得教育/スキルアップ」等に関連する文献を抽出した．更に，医療情報技師育成部会により地域医療情報技師会の立ち上げが推奨されて活動が本格化し始める2011年前後で文献数と内容を比較した．【結果】198編が抽出された．実務に近い資格取得やスキルアップを除くキーワードは，2011年以降ほとんど登場しなかった．また，医療情報技師の必要性等の基礎的研究は不充分であった．【考察】医療情報技師の基本的スキルに関するアクティビティの継承と医療情報技師の価値をアピールできる研究の推進が重要である．
■キーワード：文献調査，医療情報技師の3C，マネジメント，研究アクティビティ

Philological Study on Activities Related to Healthcare Information Technologist in Japan Association of Medical Informatics: Tsukuma H[*1], Shimakawa T[*2], Tanaka T[*1], Ikeuchi M[*1]

The recent survey for the Healthcare Information Technologists (HCITs) in the Chugoku region shows that over 60% of them understand the 3C (Communication, Collaboration, Coordination) of HCIT insufficiently. The authors thus clarify what kinds of approaches to educate HCITs working at healthcare fields practically are discussed in the academic papers and proceedings concerning the medical informatics. Searching from the database of the Japan Medical Abstracts Society, the Proceedings of the Joint Conference on Medical Informatics and Japan Journal of Medical Informatics, the authors extract documents including the word "Healthcare Information Technologist", then classify them by other keywords concerning these documents such as "management", "the 3C", etc. The authors found that the documents discussing the 3C and its similar concepts are hardly published after 2011. The authors assert that the way of learning the basic concepts of HCIT such as the 3C must be reviewed.

Key words: Bibliographic survey, 3C of healthcare information technologist, Management, Research activity

[*1]広島大学病院 医療情報部
　〒734-8551　広島市南区霞 1-2-3
[*2]広島赤十字・原爆病院
　受付日：2017 年 10 月 4 日
　採択日：2018 年 3 月 13 日
　E-mail：tsukuma@hiroshima-u.ac.jp
【第 21 回日本医療情報学会春季学術大会推薦論文】

[*1]Hiroshima University Hospital
　Kasumi 1-2-3 Minami-ku, Hiroshima-shi, 734-8551, Japan
[*2]Hiroshima Red Cross Hospital & Atomic-bomb Survivors Hospital

1. 緒　論

　日本医療情報学会による，医療情報の電子化を担う専門家の育成事業は「医療情報技師/上級医療情報技師/医療CIO」の3つの役割を基本戦略として構想され[1~4]，2003年に医療情報技師，2007年に上級医療情報技師の認定が開始された。その中で，医療情報技師に必要な資質として「医療情報技師の3C (Communication, Collaboration, Coordination)」(以下，3C) が強調された[1,3]。また，医療の透明性の確保，医療の安全・質向上に資することや[1]，病院業務の円滑化のために，多職種連携の推進役となることも期待された[5]。更に，上級医療情報技師では3Cの実践力とともに[3]，プロジェクトマネジメント能力も必要とされた[6,7]。

　2004年の医療情報学連合大会 (the Joint Conference on Medical Informatics；以下，JCMI) の「医療情報技師の定員化」に関するセッション[8]では，医療情報技師の認定資格 (以下，認定資格) の社会的認知の推進が議論された[9]。一方で，各施設での認知の必要性も指摘され[5]，そのために各施設の医療情報技師が，組織内で存在意義が認められる活動を積み重ねつつ，医療情報システムや医療情報技師自体の有効性評価を行うことの重要性も指摘された[10]。

　しかし，医療情報技師の認知度に関しては，「病院職員の約10％が認知」との2010年の報告[11]や，「認知されていると回答した全国の病院情報システム運用・管理責任者は5％」との日本医療情報学会の2015年の調査報告がある[12]。また，取得した認定資格の失効率は当初約4割から5割で，2010年頃に3割前後で推移との報告[13]もある。

　一方，全国の病院情報システム運用・管理責任者の約50％は，医療情報技師が備えるべき専門的知識・技能・素養として，情報技術や医療制度の知識，データ分析能力と共に，コミュニケーション力や調整力を挙げている[12]。学会としての地位・処遇改善の努力[14]は重要であるが，その前提として，個々の医療情報技師がそれぞれの現場で3Cに関する資質を発揮して「医療情報技師の存在意義」を示すことが，認定資格を取り巻く状況改善にとって重要なことが改めて示唆される。しかし，中国地方で開催された研修会に"積極的に参加した医療情報技師"へのアンケート調査で，6割強が「3Cをよく知らない」との結果が得られた。更に，この結果を認定資格の更新回数で層別化すると，更新回数が少ないほど3Cの認知度が低かった[15]。中国地方での3Cに関する状況が全国規模でも当てはまるのかは興味深いが，現在までにそのような調査研究は存在しない。これを契機に"現場で活躍できる"医療情報技師育成のための取り組みに関する，全国規模での動向を把握することは有意義である。

　資格認定制度の発足当初よりしばらくの間，日本医療情報学会を場とした医療情報技師に関する主な活動アクティビティは次の3種類であった。すなわち，①医療情報技師育成部会 (以下，育成部会) を中心に日本医療情報学会が提供する教育・研修活動，②日本医療情報学会が主催する学術大会の場での「学会/一般 (認定資格保有者・非保有者)」の立場でのシンポジウム等の企画セッションを通じた活動または学術発表，③論文誌への学術論文や関連記事の投稿である。しかし，2010年のJCMIの大会企画「医療情報技師交流会」[16]で，「各地域の医療情報技師が主体的に活動母体を設立し，自主的に医療情報技師としての活動を行うこと」が育成部会により奨励された。更に，翌年のJCMIの同セッション[17]でその実践例が紹介され，以後，地域をカバーする医療情報技師会等 (以下，地域医療情報技師会等) の活動が期待されて今日に至っている。このような背景の下で，日本医療情報学会の場での医療情報技師に関連した発表のアクティビティがどのように推移してきたのかを把握することは，医療情報技師の価値を対外的にアピールする観点からは特に有意義である。

2．目　的

以上の背景を踏まえて，本研究では 2011 年を医療情報技師に関する活動主体の転換年と仮定して，資格認定制度発足以来の期間を 2010 年以前（以下，前半期）と 2011 年以後（以下，後半期）に分ける．そして，前述の医療情報技師に関する 3 種類のアクティビティのうち主に②と③について，「学会（育成部会）/一般/地域医療情報技師会等」のそれぞれの立場での前・後半期の活動のアクティビティを文献学的調査により分析・評価する．具体的には，これまでに発表されてきた医療情報技師に関する論文や詳細抄録を掲載年で前・後半期に分類し，以下の 3 つの観点を比較検討することにより，現状と今後の課題を検討する．

（1）文献数で評価したアクティビティのマクロな動向

（2）背景で述べた，育成事業立ち上げ当初の基本理念や医療情報技師の実務行動に関するアクティビティの動向

（3）医療情報技師の有用性を示すための研究アクティビティの動向

3．方　法

1）調査対象文献の抽出

（1）1 次抽出

次の 3 通りの検索機能を用いて，抽出ワード"医療情報技師"で文献を抽出した．①医学中央雑誌の Web 検索機能（以下，医中誌 Web），②日本医療情報学会ホームページの論文誌「医療情報学」（Japan Journal of Medical Informatics；以下，JJMI 誌）の検索機能，③医療情報学連合大会の CD-ROM 論文集（1998-2016 年）（以下，JCMI 誌）の全文検索．①では日本医療情報学会が直接運用する文献に限定し，②と③では①と重複しないものを抽出した．

（2）2 次抽出

1 次抽出した文献の電子ファイルを抽出ワード"医療情報技師"で検索して，タイトルから本文（謝辞や参考文献の前）までの中に検索ワードが含ま

れる文献を抽出した．

（3）3 次抽出

2 次抽出した文献の内容を評価して，①「医療情報技師」が主題として議論されている（以下，主題文献）/②主題は別であるが「医療情報技師」が副次的に取り上げられている（以下，副次的文献)/③「医療情報技師」は出現するが文献の文脈はそれとは無関係，の 3 通りに分類した．①と②を評価対象とし③を除外した．

（4）4 次抽出

3 次抽出された文献の内容を更に評価して，「医療情報技師に関連して下記の『調査ワード』が出現するが具体的な議論は行われていない」文献を除外した．なお，議論されていると判断した文献には，調査ワードが直接使われているものと，本文の文意から判断したものの両方が含まれる．

①　認定制度に関連して背景で述べたワード：医療 CIO/マネジメント/3C/多職種/医療情報技師の存在意義/認定資格の認知度/認定制度や試験/医療情報技師の能力評価

②　医療情報技師の日常活動に関連するワード：認定資格の取得教育・支援/医療情報技師の教育やスキルアップ/医療情報技師の業務活動

③　①と②のどれにも分類できないもの：その他

2）マクロな動向の把握

前・後半期でのそれぞれの学会発表（文献執筆）のアクティビティをマクロに捉える指標として以下を定義した．

〇前半期掲載率＝前半期の文献数÷（前半期の文献数＋後半期の文献数）

〇執筆母体比＝「学会（育成部会）・一般・地域医療情報技師会等」のそれぞれの文献数の割合（前・後半期別）

〇主題率＝4 次抽出後の主題文献数÷4 次抽出された総文献数（前・後半期別）

〇言及率＝4 次抽出文献数÷3 次抽出文献数（前・後半期別）

3)「投稿種別×執筆の立場」と「執筆内容」に関する分類

抽出された文献を「投稿種別：企画演題/一般投稿」と「執筆の立場：学会（育成部会）/一般/地域医療情報技師会等」の組み合せを区別して集計した．執筆の立場は，文献の著者情報や本文から読み取れた範囲で「学会（育成部会）/地域医療情報技師会等」を判断し，どちらにも分類できなかったものを「一般」とした．なお，学会（育成部会）の立場でコーディネートされた企画セッションの発表者はすべて「学会（育成部会）」に分類した．更に，掲載年ごとの演題数を把握した．

また，調査ワードごとに，抽出された文献の執筆内容を次のカテゴリで分類した．解説・紹介/啓蒙・教育/提言・提案/システム開発報告/システム開発報告と評価/活動報告や事例紹介/活動報告や事例紹介と評価/研究．更に，掲載年ごとの演題数を把握した．

4. 結 果

1）調査対象文献の抽出

（1）1次抽出

医中誌 Web で 236 編が抽出された．内訳は，JJMI 誌 50 編，JCMI 誌 117 編，その他の雑誌 69 編であった．更に，日本医療情報学会ホームページの JJMI 誌の検索機能で新たに 18 編が抽出され，また JCMI 誌の検索で新たに 99 編が抽出されたため，合計で JJMI 誌 68 編，JCMI 誌 216 編が抽出された．

医中誌 Web で抽出された JJMI 誌 50 編のうち 4 編は，24 巻第 1 号（2004 年）に掲載された「第 8 回日本医療情報学会春季学術大会報告」だったが，春季学術大会の文献は医中誌 Web ではこれ以外は抽出されなかった．そのため，別途春季学術大会の冊子からの抽出を検討したが，2000 年代前半に詳細抄録の取り扱いが一定しておらず，系統性が確保できないため上記の 4 編を含めて調査対象から除外した．したがって JJMI 誌の抽出文献は 64 編となった．また，本研究の趣旨から「その他 69 編」を除外した．内訳は商業雑誌 37 編，

他学会の雑誌 14 編，職能団体の雑誌 6 編，紀要 5 編等であった．

（2）2次抽出

1 次抽出で残った JJMI 誌 64 編，JCMI 誌 216 編の電子ファイルを検索して，抽出ワード「医療情報技師」の出現位置を確認した．JJMI 誌の文献はすべてタイトルから本文の中に出現したが，JCMI 誌の文献のうち 10 編は参考文献欄のみ，4 編は企画セッションのタイトル中のみに出現し，更に未出現の文献が 4 編存在した．かつ，これら 18 編は医療情報技師について議論されていなかったため調査対象から除外した．その結果，JJMI 誌 64 編，JCMI 誌 198 編となった．

（3）3次抽出

① JJMI 誌：2 次抽出で残った 64 編について 3 次抽出作業を行った結果，「主題文献」54 編,「副次的文献」6 編，「無関係な文献」4 編[18~21]に分類され，「無関係」を除く 60 編が残った．

② JCMI 誌：2 次抽出で残った 198 編から「無関係な文献」15 編[30~44]を除いた 183 編は，「主題文献」107 編[2~11,45~141]と「副次的文献」76 編[142~217]に分類された．

（4）4次抽出

① JJMI 誌：主題文献中に 4 次抽出での除外対象はなかった．ただし，54 編中の 52 編は，育成部会の企画（医療情報セミナー）で，医療情報技師およびこれから取得を希望する人を念頭に置いた認定制度の解説記事[22]を皮切りに，医療情報学 24(2)～27(2) までに連続掲載された試験問題の解説等の啓蒙・教育記事であった．それらを除く主題文献 2 編のうち 1 編[1]は育成部会による医療情報技師認定制度の解説記事である．一般投稿は 1 編で，施設内の多数の医療情報技師の活動が所属組織で認知され，組織横断的な活動が可能になった事例が報告された[23]．

一方，副次的文献 6 編のうち 3 編[24~26]は 4 次抽出での除外対象と判断された．そのため一般投稿の副次的文献は，医療情報技師の存在意義に関連した提言を含む 2 編[27,28]と，研究結果が医療情報技師の存在意義を支持する 1 編[29]の都合 3 編で

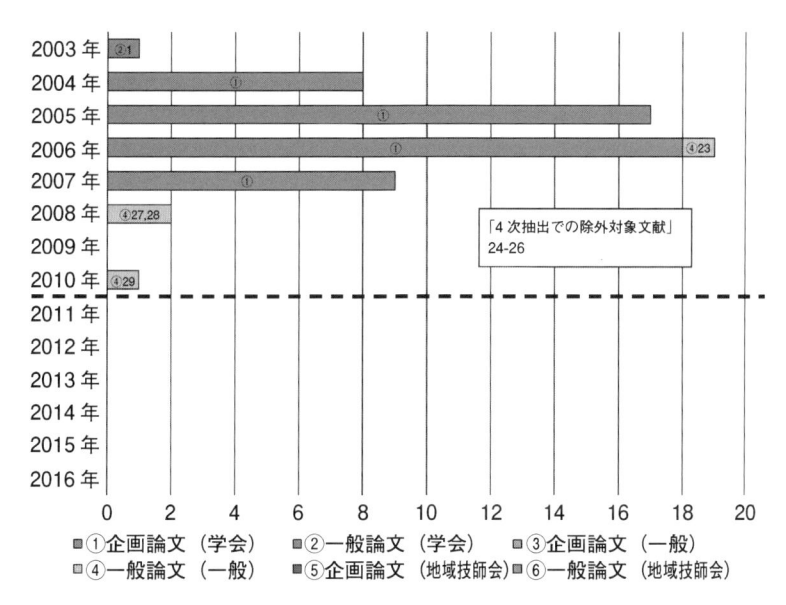

図1 JJMI誌の文献数の分布

あった.

② JCMI誌:183編について演題のカテゴリを「投稿種別」と「執筆の立場」で分類すると共に,医療情報技師について具体的な議論がない副次的文献42編(前半期22編[144,145,151,153~159,161,163, 166,168~170,172,174~176,178,179],後半期20編[182~185,189,193~196,198~203,205~207,214,215])を除外した.その結果,「主題文献」107編(前半期79編[2~11,45~113],後半期28編[114~141])「副次的文献」34編(前半期18編[142,143,146~150,152,160,162,164,165,167,171,173,177,180,181],後半期16編[186~188,190~192,197,204,208~213,216,217])の合計141編が残った.

2) 学会発表(文献執筆)のアクティビティのマクロな評価

前節で抽出された文献に対して,3.-2)で定義したアクティビティのマクロな評価指標を求めた.

① JJMI誌:抽出文献を掲載年ごとに集計したものが図1である.図中の棒グラフ上の丸囲み番号は凡例番号を,それに続く数字は参考文献番号を表している(以降の同種のグラフも同様).前半期掲載率は100%であった.2004~2007年の大きなピークの大半は,4-1)-(4)-①で述べた

「医療情報セミナー」の文献である.通常の論文ではないため,これらを除いた場合の前半期の主題率は40%(2/5)で,言及率は63%(5/8)であった.

② JCMI誌:抽出文献141編を掲載年別に集計した(図2).前半期掲載率は69%(97/141)であった.前半期の主題率は81%(79/97),後半期は64%(28/44)であった.また,前半期の言及率は82%(97/119)で,後半期は69%(44/64)であった.更に,執筆母体比を求めたのが表1である.表1より,前半期は学会と一般の企画演題が相半ばしていたが,後半期は一般の企画セッションは開催されておらず,学会企画は2012年の育成事業10年間の総括[116]の後は,医療CIOの2題[131,139],HI-UPの3題[120,127,209]が主な内容であった.前半期の一般演題は一般の立場の文献が大半であったが,後半期は地域医療情報技師会等の発表も増加した.なお,前半期の一般演題(一般)の61%(22/36)[62~64,67~71,79~82,87,89~91,96~99,165,167,171]は,特定の一施設からの投稿であった.

3) 調査ワード別の執筆内容と前・後半期のアクティビティ

JCMI誌の文献を対象に,3.-3)で述べた「投

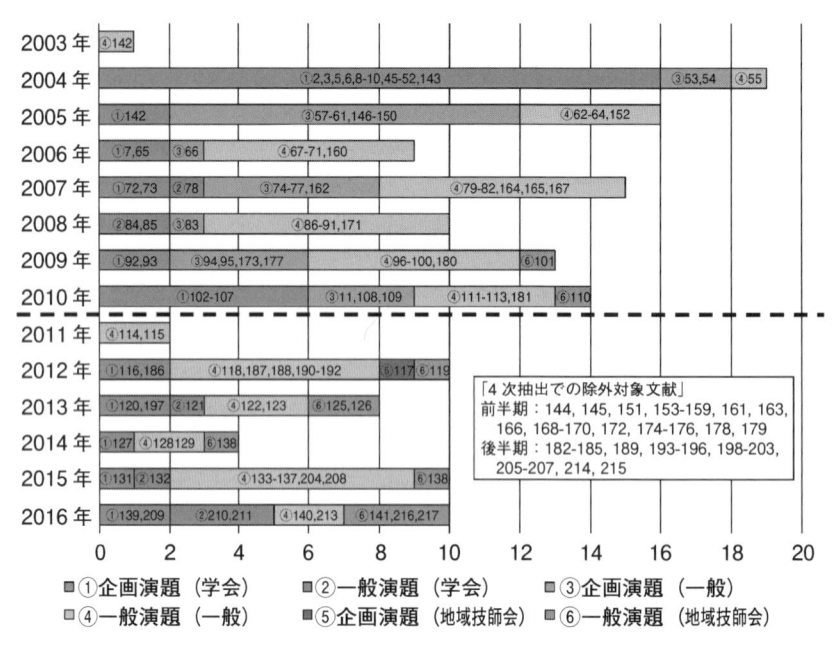

図 2 JCMI 誌の文献数の分布

表 1 JCMI 誌の文献の執筆母体比

	演 題 数						執筆母体比					
	企画演題			一般演題			企画演題			一般演題		
	学会	一般	技師会等	学会	一般	技師会等	学会	一般	技師会等	学会	一般	技師会等
前半期	30	26	0	3	36	2	0.54	0.46	0.00	0.07	0.88	0.05
後半期	8	0	1	5	22	8	0.89	0.00	0.11	0.14	0.63	0.23

稿種別（執筆の立場）」と「執筆内容」を，調査ワードごとに掲載年別に集計した．また，マクロな評価指標のうち前半期掲載率と言及率を求めた．

① 医療CIO（図3）：認定制度の初期と最近にアクティビティが分散しており，すべて「学会活動」で「提言・提案型」の内容が多かった．前半期掲載率は71％（5/7）であった．また，4次抽出での除外文献（図中の囲み内に参考文献番号を表記．以下の図も同様）が11編あり，前半期の言及率は33％（5/15）で後半期は67％（2/3）であった．

② マネジメント（図4）：「一般演題（一般の立場）」での「活動報告」が33％（5/15）で一番多かった．前半期掲載率は87％（13/15）であった．また，前半期の言及率は38％（13/34）で後半期は25％（2/8）であった．

③ 医療情報技師の3C（図5）：発表形態は「学会企画」（44％（11/25）），内容は「解説・紹介」（44％（11/25））が一番多かった．2005年と2010年のピークは，同一企画セッションの演題によるものであった．前半期掲載率は92％（23/25）であった．また，前半期の言及率は74％（23/31）で後半期は40％（2/5）であった．

④ 多職種（図6）：43％（3/7）が「活動報告」であった．前半期掲載率は86％（6/7）であった．また，前半期の言及率は40％（6/15）で後半期

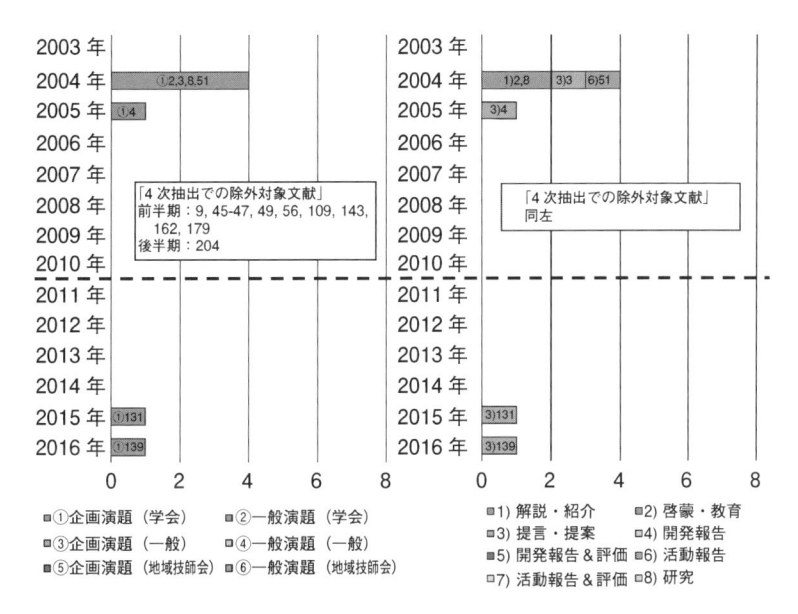

図3 「医療CIO」が議論された文献の内容

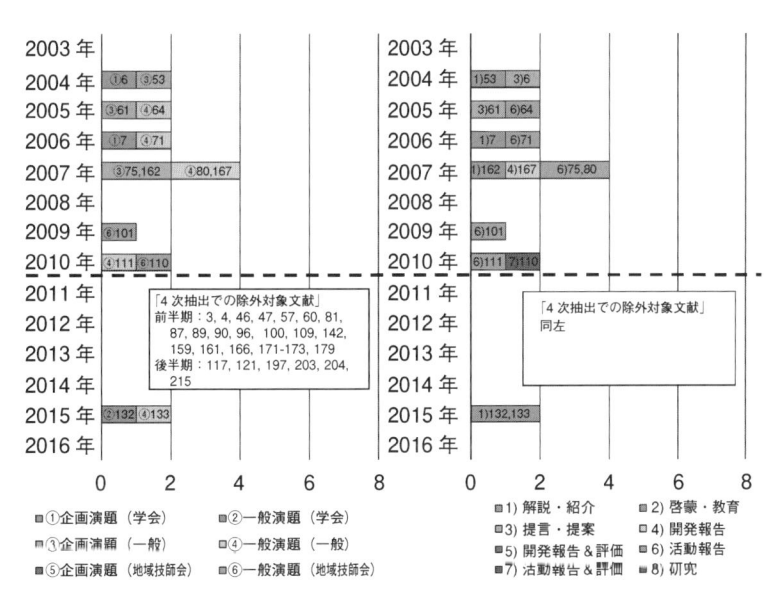

図4 「マネジメント」が議論された文献の内容

は25%（1/4）であった.

⑤ 医療情報技師の存在意義（図7）：発表形態の70%（32/46）が「一般」の立場での「企画」や「一般演題」であり，内容面では63%（29/46）が現場での「開発や活動報告やその評価」であった．"現場での活動の結果，組織に存在意義が認

識された"という文脈をカウントしたものが多かったためである．3編の研究のうち，2編はアンケート調査に関連して存在意義に言及したもの[114,121]，もう1編も医療情報技師を取得した薬剤師の存在意義に言及したアンケート調査であった[141]．また4次抽出で除外した中に，調査研究

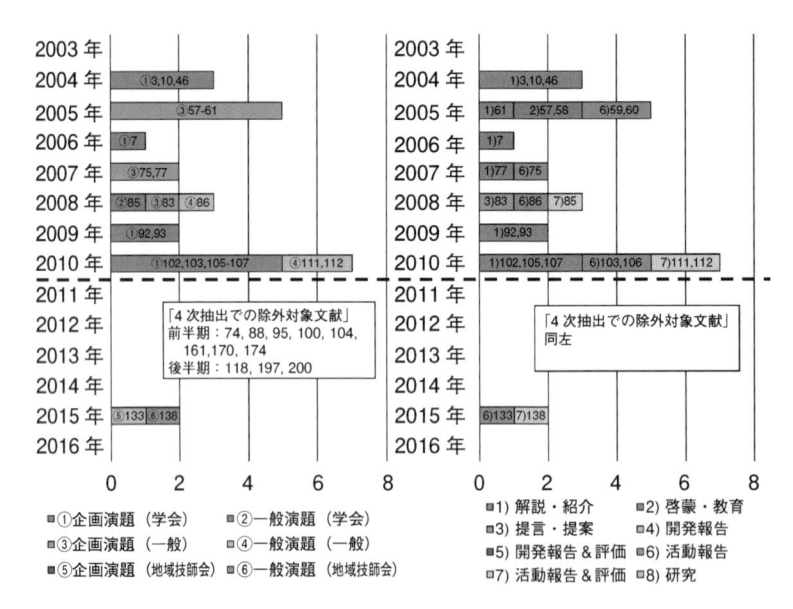

図5 「3C」が議論された文献の内容

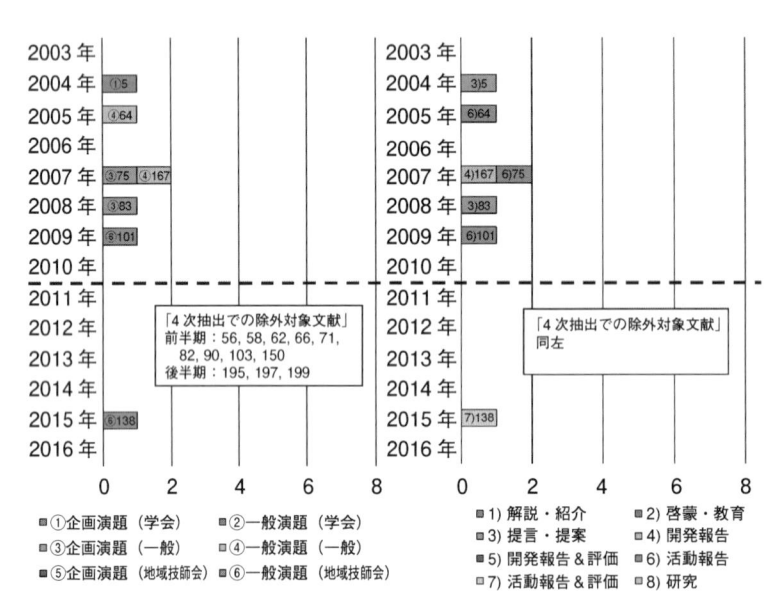

図6 「多職種」が議論された文献の内容

の協力者としての医療情報技師の存在意義を示唆する文献[140,176,201,202,206,216,217]も存在した．前半期掲載率は85％（39/46）であった．また，前半期の言及率は63％（39/62）で後半期は29％（7/24）であった．

⑥ 認定資格の認知度（図8）：発表形式では，「学会」と「一般」の寄与が47％（8/17）ずつであった．内容面は「活動報告」が35％（6/17），「提言・提案」が29％（5/17），「研究」が23％（4/17），「解説・紹介」が12％（2/17）と多様であった．「研究」は，いずれもアンケートによる認知度の調査に関連した内容であった[11,74,121,181]．前半期掲載率は

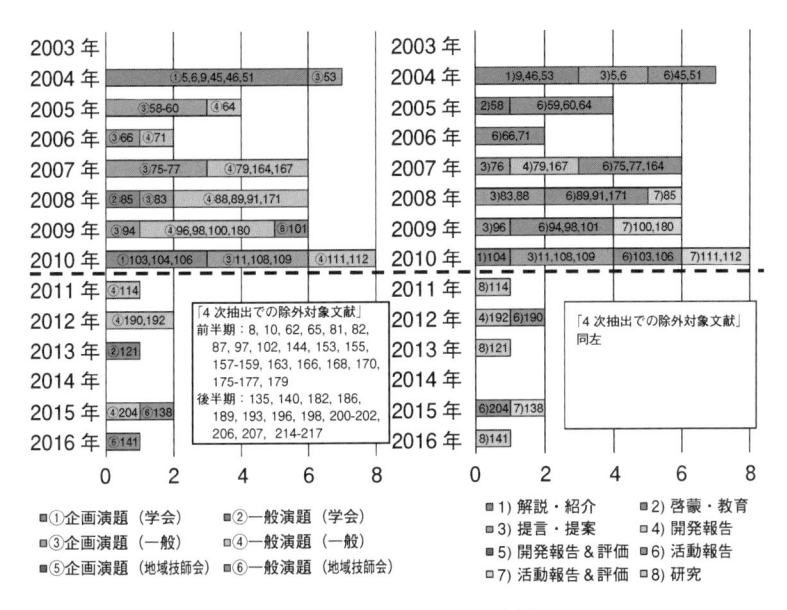

図7 「存在意義」が議論された文献の内容

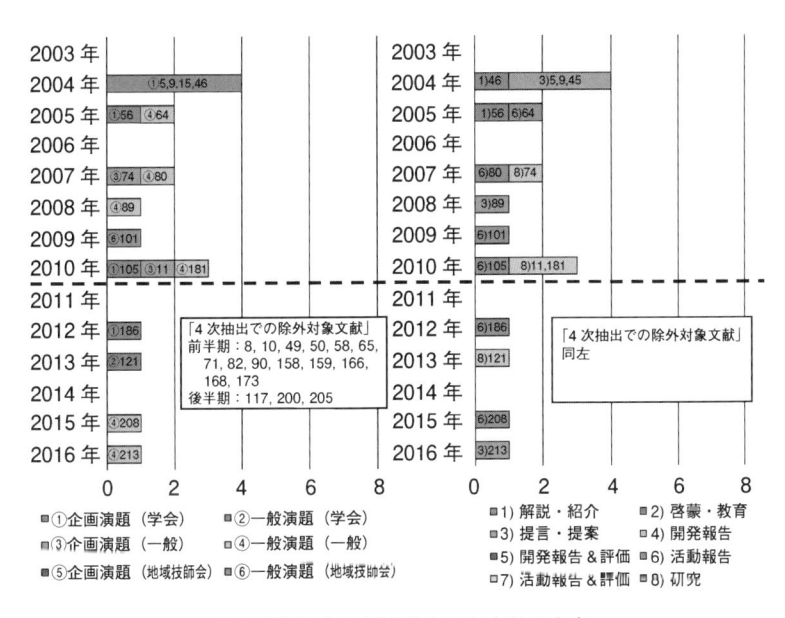

図8 「認知度」が議論された文献の内容

76％（13/17）であった．また，前半期の言及率
は48％（13/27）で後半期は57％（4/7）であった．

⑦ 認定制度・試験（**図9**）：78％（18/23）が「学
会関係」のアクティビティで，65％（15/23）が「解
説・紹介」であった．前半期掲載率は83％（19/23）
であった．また，前半期の言及率は68％（19/28）

で後半期は67％（4/6）であった．

⑧ 医療情報技師の能力評価（**図10**）：「学会企
画」の1編は，背景で述べたもの[10]である．「一
般演題」3編のうち2編[87,97]は，システム開発に
関する会議での発言回数の調査から医療情報技師
の有用性を検討したもので，もう1編[135]は医療

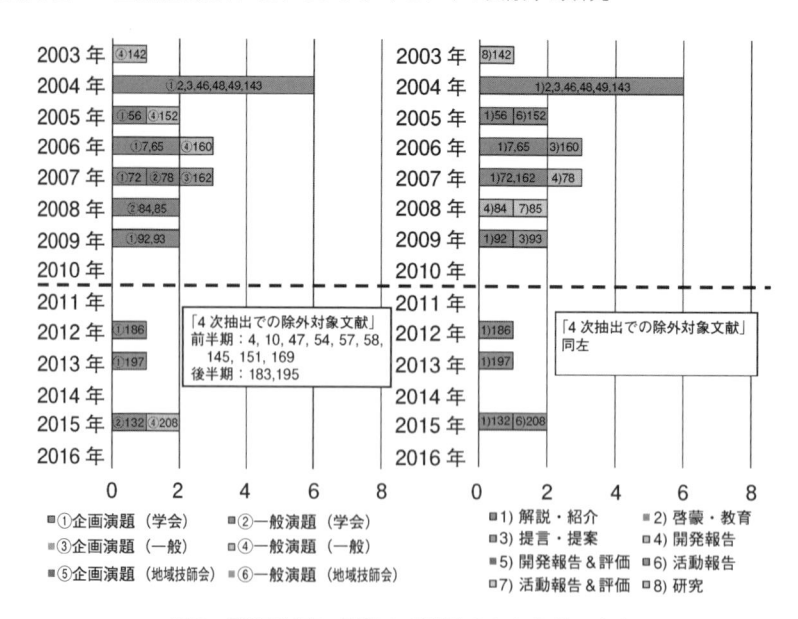

図9　「認定制度・試験」が議論された文献の内容

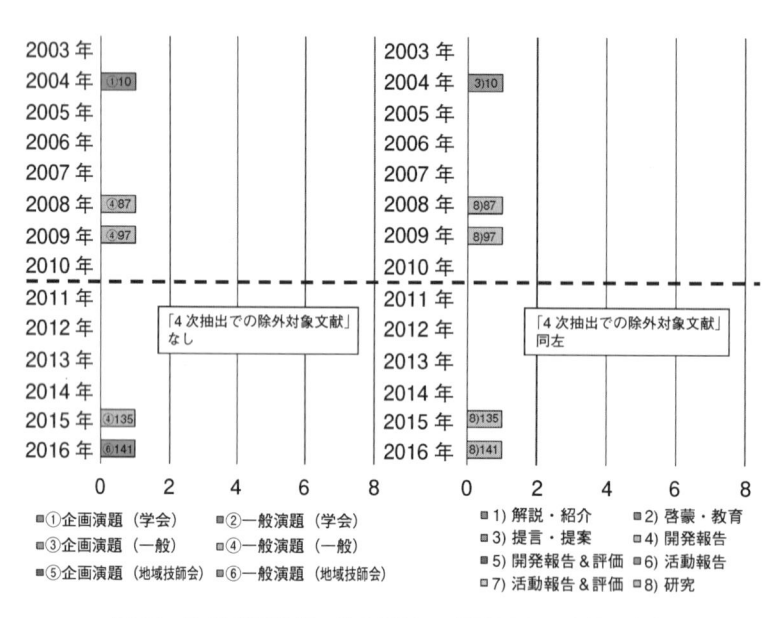

図10　「医療情報技師の能力評価」が議論された文献の内容

情報技師を対象とした内部不正心理に関する研究であった．「地域医療情報技師会等」の1編[141]は，アンケートによる薬剤師―医療情報技師の現況の評価研究であった．前半期掲載率は60％（3/5）であった．また，前半期の言及率は100％（3/3）で後半期も100％（2/2）であった．

⑨　資格取得教育・支援（図11）：72％（13/18）が「一般」の立場での文献であったが，「地域医療情報技師会等」も11％（2/18）の寄与があった．また72％（13/18）の内容が「開発や活動報告とその評価」であった．前半期掲載率は50％（9/18）であった．また，前半期の言及率は100％（9/9）

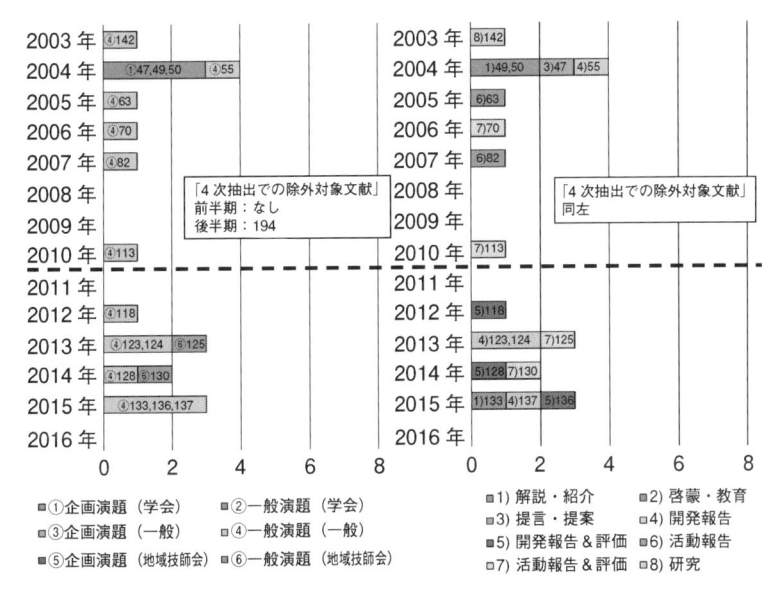

図11 「資格取得教育・支援」が議論された文献の内容

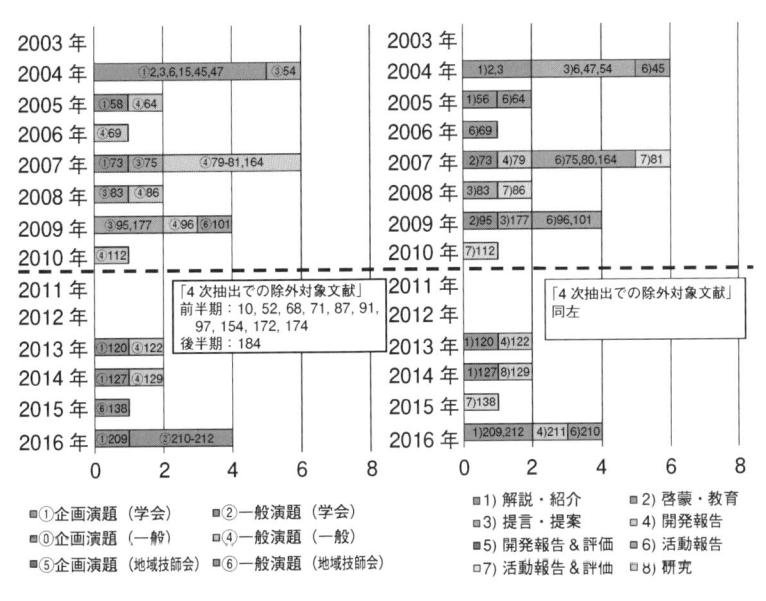

図12 「医療情報技師教育・スキルアップ」が議論された文献の内容

で後半期は90％（9/10）であった.

⑩ 医療情報技師の教育・スキルアップ（**図12**）:「学会」と「一般」の立場でのアクティビティがほぼ半々であったが，地域医療情報技師会等の寄与も見られた.学会からは「解説・紹介/啓蒙・教育/提言・提案」に関する内容が大半で，一般

からは「開発・活動報告とその評価」が多かった.前半期掲載率は71％（22/31）であった.また，前半期の言及率は69％（22/32）で後半期は90％（9/10）であった.

⑪ 医療情報技師の業務活動（**図13**）:すべて「一般」の立場での発表であり，ほとんどが「開発・

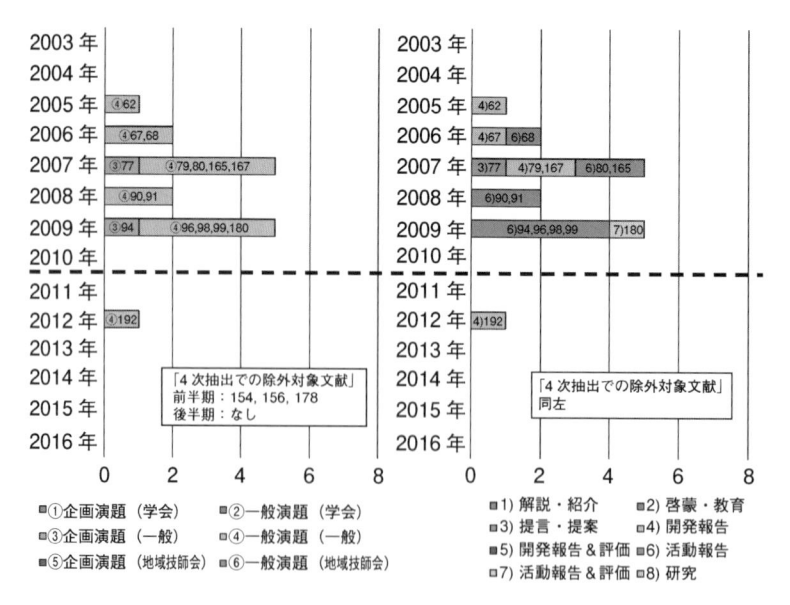

図13　「医療情報技師の業務活動」が議論された文献の内容

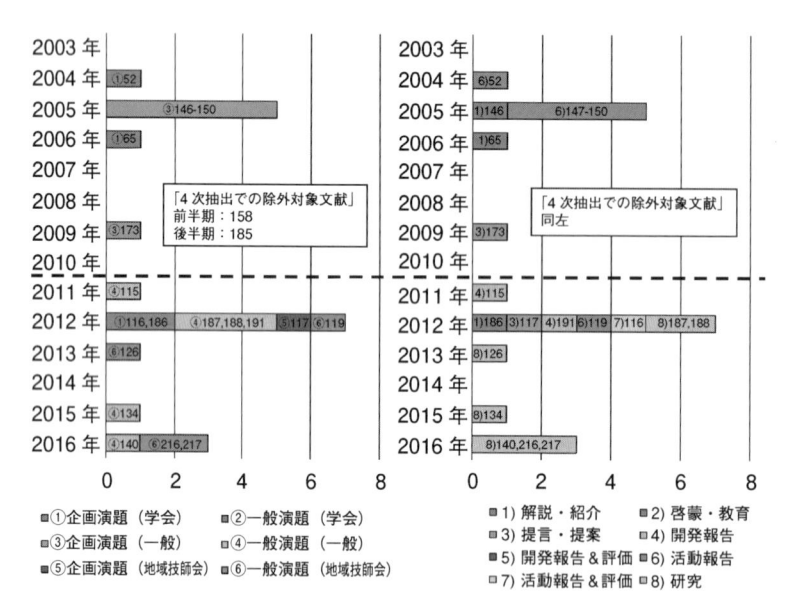

図14　11種類の調査ワード以外が議論された文献の内容

活動報告とその評価」であった．なお，前半期の15編のうち12編[62,67,68,79,80,90,91,96,98,99,165,167] は特定の一施設からの投稿であった．前半期掲載率は94％（15/16）であった．また，前半期の言及率は83％（15/18）で後半期100％（1/1）であった．

⑫　その他（図14）：11種類の調査ワードで分

類できなかった文献21編の中で，地域医療情報技師会等が実施した調査研究1編[126] と医療情報技師に回答を依頼したアンケート調査3編[140,216,217] が確認された．前半期掲載率は38％（8/21）であった．また，前半期の言及率は89％（8/9）で後半期は93％（13/14）であった．

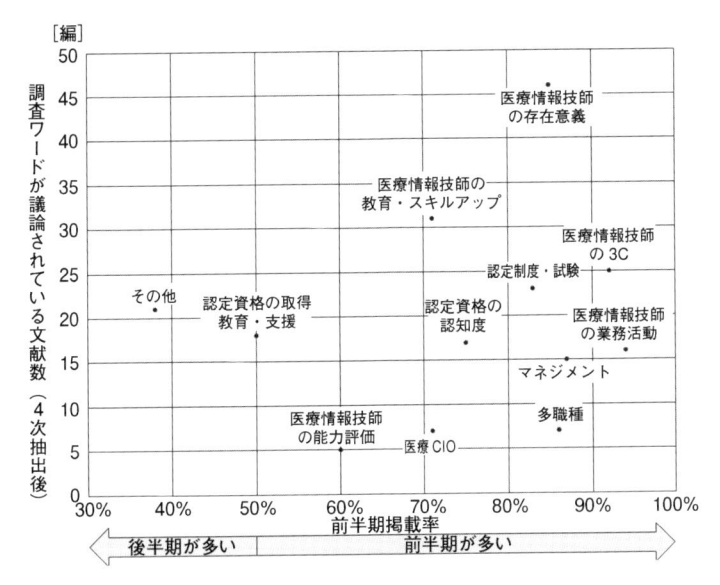

図15 調査ワードごとの前・後半期のアクティビティの違い

調査ワードごとの前・後半期の文献数のアクティビティの違いを比較するために，前半期掲載率と文献総数との関係をプロットした（**図15**）．学会発表のアクティビティが一番高かったのは「存在意義」であるが前半期に偏っていた．「医療CIO」「多職種」「医療情報技師の能力評価」はアクティビティ自体が低かった．「その他」を除くそれ以外で，アクティビティが前・後半期で拮抗していたのは「認定資格の取得教育・支援」で，「医療情報技師の教育・スキルアップ」がそれに続いた．

調査ワードごとの言及率の違いを比較するために，前半期と後半期の言及率の関係をプロットした（**図16**）．各点の吹き出し中の括弧内の2つの数字は，それぞれ前・後半期の最終的な文献数である．言及率が前半期に偏っていたのは「マネジメント」「多職種」「医療情報技師の存在意義」「医療情報技師の3C」（前半期の言及率が低い順）であり，後半期に偏っていたのは「医療CIO」であったが文献数は少なかった．それ以外は前・後半期の言及率が拮抗していたが，「認定資格の取得教育・支援」「医療情報技師の教育・スキルアップ」は前・後半期のそれぞれの文献数が比較的揃って

いた．

4）文献中での医療情報技師の関与

文脈から "医療情報技師が〇〇を実施" が明示的に確認できた文献が26編あった[62,71,75,79,80,82,87~91,94,97~99,103~106,111,126,165,167,171,180,192]．同様に，"医療情報技師が医療情報技師に△△を実施" が確認できた文献が33編あった[52,57~60,63,64,66~71,80~82,86,87,95~97,101,110,112,113,117,119,125,130,138,141,216,217]．〇〇や△△は，例えば「システム開発」や「スキルアップ教育」等である．

5．考 察

1）本研究の限界を踏まえた意義

JCMI や JJMI 誌（特に前者）で医療情報技師に関する発表を行うことの意義として次の4点が考えられる．①日本医療情報学会員以外を含む関係者に，学会としての主張や啓蒙活動等を実施可能，②活動実績や課題と改善策を全国規模で共有可能，③文献情報を通じて，時間を越えて①②を共有可能，④①～③の連携により，医療情報技師に関する成果や知見，対外的なアピール事項などをステップワイズに積み上げ可能．ただし③④のためには，記載される文献が後世を含む他者に理

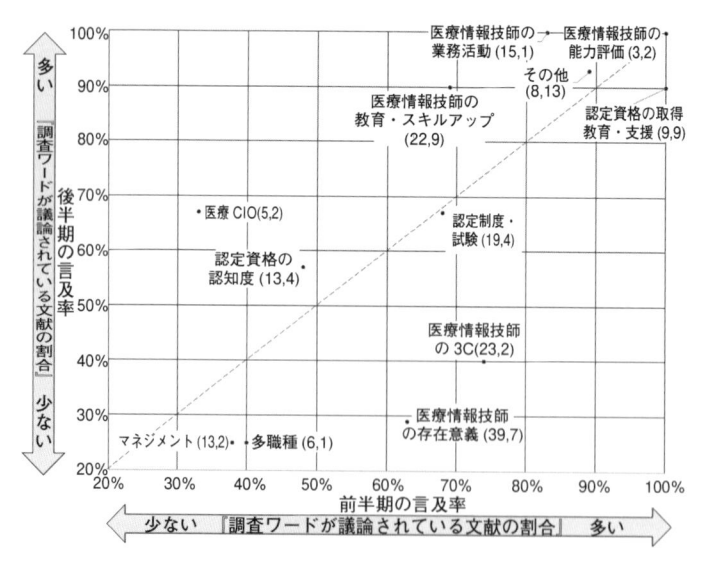

図16　調査ワードごとの前・後半期の言及率の違い

解可能でかつ有用な情報を含む必要がある．

　他方，本研究の限界は次の３点である．①育成部会や地域医療情報技師会等の活動のうち，学術大会や論文誌で発表されないものはアクティビティとして評価できない，②医療情報技師が発表していても，"医療情報技師が"と文献に明示されなければアクティビティは評価できない．③日本医療情報学会以外でのアクティビティを評価していない．

　以上を踏まえて本研究の意義を次のように捉える．（ⅰ）限界の③は，課題の明確化のために意図したものなので本研究の範囲内では問題はない．医中誌 Web の抽出結果で，商業雑誌を除くと件数は多くはないので影響も少ない．（ⅱ）限界の①は本研究結果に関連はあるが，学会発表の意義②の観点から，仮に発表すべき活動が行われていたとしても発表行動に至らないのであれば，それを含めてのアクティビティとして本研究結果は有効であると考える．ただしその一方で，全国各地域に分散した地域医療情報技師会等の活動を通じての医療情報技師のアクティビティを正しく把握・評価して，関係者が共有し対外的にアピールできるようにする仕組みを別途検討することが

重要である．（ⅲ）限界の②は，本研究成果の「医療情報技師が行った〇〇」の文脈で，特に「業務活動」のアクティビティを中心に影響する可能性はある．また，「医療情報技師」に直接関係した内容でなくても，学会発表による認定資格の更新ポイントのインセンティブが，学会での発表行動にどの程度結びついているのか，どのような内容の発表が行われているのは興味深い．しかし，筆者等は実体を把握するための情報（誰が医療情報技師か）を把握していないため今回は考慮外とした．

2)「活動主体の転換年（2011 年）の仮説」の評価

　本研究では，2011 年を転換年と仮定して前・後半期に分けて文献を分類して分析した．そもそも「地域医療情報技師会等での活動が初めて推奨された 2010 年が後半期の起点では？」という意見もありうるが，以下の２つの理由から 2011 年を後半期の起点とした．

　・2010 年の JCMI で，地域医療情報技師会等が推奨されたからと言ってすぐに体制が変わるわけではない．実際，関西地区を除けば 2011 年の JCMI で関東地区での立ち上げの紹介があったよ

うに，2011年以降に本格的に体制が変わっていったと捉えるべきである．

・2010年のJCMIの演題申し込みは大会の数カ月前に決着しているため，2010年の医療情報技師関係の発表は旧来の体制下で行われたと考えるべきである．

以上の考えを踏まえて分類した今回の結果に基づいて仮説を評価する．

JJMI誌に関しては，図1より後半期のアクティビティがゼロであることが分かったが，そもそも「医療情報技師」に関連した研究論文が全体を通じてきわめて少ない上に，主題率も言及率も低調であった．仮説の検証以前の問題である．試みはあっても成果が出ないのか，そもそも研究対象として認識されていないのかは分からないが，例えば医療情報技師の存在意義の認識向上に結び付くような研究成果が待たれるところである．

図2より，JCMI誌でも仮に定義した後半期に文献数が減少していることが見て取れるが，図3～14を見ると多くの個別キーワードで後半期のアクティビティの減少が顕著であることが更によく分かる．表1より，学会・一般の立場ともに企画セッションの演題が大幅に減少しているのが主な原因である．「4．結果」の2)-②で述べた通り，後半期の学会企画のアクティビティの6割強は医療CIOとHI-UPという前半期とは異なる話題であり，前半期からの話題は減少している．その一方で，組織の設立経緯から当然であるが，後半期に地域医療情報技師会等のアクティビティが増えている．これらの結果から，2011年が活動主体の転換年との仮説に基づく今回の分析・評価は妥当であると評価できる

しかし，"転換後"の後半期のアクティビティが低く，主題率・言及率とも前半期に比べて十数ポイント低下していることが問題である．学会を場とした活動の調査なので，時間の経過とともに「医療情報技師」が学会の場で議論の対象になりにくく（発表の新規性を見出しにくく）なったことは考えられる．また，認定制度の運用が安定期に入り，実務面で議論する必要がなくなったと認

識されている可能性も考えられる．あるいは，現実には認定資格取得者は実務者が多く，学会発表の敷居が高い人が多いことがアクティビティの低さの原因の一つと考えるべきかもしれない．しかし，仮にそうだとしても認定資格の認知度の低さから考えて，医療情報技師の存在意義を示すための活動事例や研究成果を発表する意義や重要性は決して少なくはならないはずである．地域医療情報技師会等に所属する研究者や発表経験のある実務者が中心になり，"当事者達"の活動成果を発表することが当たり前になれば，前節①～④の好循環が生まれる可能性があることを念頭に置くべきである．また，以上の文脈から日本医療情報学会も，認定資格取得者の発表の敷居を下げるための教育・啓蒙等の活動を検討すべきであろう．

3）文献の内容面について

文献内容に目を向けると，図15より医療情報技師の資質やスキルに関連した調査ワードのアクティビティは主に前半期に集中していた．そのため，「最近認定資格を取得した人ほど3Cの認識が低い」という中国地方の医療情報技師の状況[15]が，全国の状況を示唆している可能性を意識すべきである．実際は，地域ごとの活動内容によって状況が異なる可能性はあるが，そのことも含めて各「地域医療情報技師会等」の活動状況の情報共有を行うことが重要であろう．他方，前・後半期でアクティビティが継続していたのは，「認定資格の取得教育・支援」のみで，次いで「医療情報技師の教育・スキルアップ」であった．現場に近い具体的な内容での発表をきっかけとして，今後，医療情報技師の資質やスキルに関わる調査ワードにアクティビティが繋がることに期待したい．

図16の下層に位置する「マネジメント」「多職種」「存在意義」「3C」は，前半期に比べて後半期の文献数が少ないが，後半期の言及率が低いことから，3次抽出段階での文献数は必ずしも少なくないことが分かる．調査ワードが単に枕詞的に使われるだけではなく，実際に議論されることが望まれる．逆に，図16の右上周辺に位置する「医療情報技師の能力評価」「医療情報技師の業務活

動」「認定資格の取得教育・支援」「医療情報技師
の教育・スキルアップ」「認定制度・試験」は前・
後半期ともに言及率が高いので，3次抽出段階で
も最終文献数と大きな違いはない．つまり，全期
間を通じて各キーワードが意識されたことと具体
的に議論されたことがほぼ一致していたことにな
る．そのため「医療情報技師の能力評価」は全期
間で意識が低く，「医療情報技師の業務活動」と「認
定制度・試験」は後半期に意識が落ちていたこと
になる．ただし，4.-3)-⑪で述べたように，「医
療情報技師の業務活動」は，前半期の15編から"特
定の一施設"の12編を除けば3編なので，前半
期に全国規模で意識が平均的に高かった（後半期
に極端に低下した）わけではない．一方，「認定
資格の取得教育・支援」は意識が継続しており，「医
療情報技師の教育・スキルアップ」がそれに続い
ていたことになる．

「医療情報技師が行った○○/医療情報技師が医
療情報技師に対して行った△△」に関しては，実
施したことをそのまま述べる「事例・活動報告タ
イプ」[218]の文献が大半であった．事例・活動報告
は，他施設の参考になりにくいだけでなく，医療
情報技師の優位性や必要性の実績・研究の積み上
げにも貢献しにくい．「○○の文脈で，医療情報
技師が具体的に△△に貢献して，その結果□□に
なったので"医療情報技師は有用である"」とい
う文脈の「事例研究論文」[218]は，今回の調査では
2編[87,97]しか見い出せなかった．今後のアクティ
ビティの高まりに期待したい．

4）医療情報技師が学会発表する意義

「事例研究発表」[218]は，関係者間での課題意識
や改善策の共有に有用である．しかし，それだけ
ではなく発表すること自体が「俯瞰して捉える力
/論理的にシナリオを構築してまとめる力/表現す
る力」等の，医療情報技師の3Cに通じる能力の
トレーニングとしても有用であり，医療情報技師
としてのスキルアップが期待できる．ガイ
ド[218,219]もあるので今後のアクティビティの高ま
りに期待したい．

6．結　語

医療情報技師に関連した文献学的調査により，
目的で述べた3つの観点について以下の傾向が明
らかとなった．

（1）日本医療情報学会での医療情報技師関連
の発表に関する平均的なアクティビティは，前半
期（2010年以前）に比べて後半期（2011年以降）
に低下している．

（2）医療情報技師の資質やスキル，日常活動に
関する11の調査ワードのうち，「認定資格の取
得教育・支援」「医療情報技師の教育・スキルアッ
プ」を除く9つで上記は顕著である．

（3）医療情報技師の有用性の検証を始めとした
研究のアクティビティは低い状況にある．

以上より，医療情報技師の基本的スキルに関す
るアクティビティの継承・発展のための方法の検
討と，医療情報技師の価値をアピールできる活動
や研究の推進に，日本医療情報学会と全国の地域
医療情報技師会等が，技師会相互の役割分担と協
働も意識して活動することが今後益々重要になる
と考えられる．

謝辞

この研究の一部は，JSPS研究費（基盤研究(C)）
JP16K00461の助成を受けて実施された．開示す
べき利益相反はない．

参　考　文　献

1）河村徹郎，橋本則男，石川　澄．医療のIT化を
担う新しい専門職「医療情報技師」．医療情報学
2003；3，5：431-440.
2）石川　澄，橋本則男，内藤道夫，河村徹郎．医療
情報技師育成の今後―育成のグランドデザイン
―．医療情報学 2004；24，Suppl.：256-257.
3）山内一信．医療情報技師育成のグランドデザイン
―日本医療情報学会医療情報技師育成部会から
―．医療情報学 2004；24，Suppl.：258-259.
4）岡田美保子，外山比南子．医療機関における最高
情報管理責任者のあり方とその育成の方針．医療
情報学 2005；25，Suppl.：34.
5）太田吉夫，合地　明．病院等における医療情報技

師の定員化の必要性と問題点―大学病院が医療情報技師に期待するもの―. 医療情報学 2004；**24**, Suppl.：230-231.

6) 飯郷直行. メーカ SE から見た上級医療情報技師への期待と課題. 医療情報学 2004；**24**, Suppl.：272-273.

7) 内藤道夫, 宮本正喜, 石川　澄, 入江真行. 医療情報技師を見直す〜上級医療情報技師誕生に向けて〜. 医療情報学 2006；**26**, Suppl.：183-184.

8) 河村徹郎, 高林克日己, 内藤道夫. 病院等における医療情報技師定員化の必要性と問題点. 医療情報学 2004；**24**, Suppl.：226-228.

9) 宮本正喜. 日本医療情報学会としての医療情報技師への期待. 医療情報学 2004；**24**, Suppl.：229.

10) 成尾雅之. 医療情報技師は期待に如何に応えるか. 医療情報学 2004；**24**, Suppl.：238-239.

11) 細井泰子. 診療情報管理士と医療情報技師の力量 診療情報管理士に求められるもの 診療情報管理士が求めるもの. 医療情報学 2010；**30**, Suppl.：135-136.

12) 医療機関における情報システムの運用・管理に携わる人材に関する実態調査報告書. 日本医療情報学会, 2015. 〔http://www.jami.jp/medicalFields/Documents/reporthumres_2015.pdf(cited 2018-Apr-29)〕.

13) 伊勢田 司. 医療情報技師認定取得後に資格継続更新を行わない技師の傾向を探る. 第 43 回日本 M テクノロジー学会大会講演論文集 2016：47-50.

14) 日本医療情報学会活動方針―医療情報学的課題と日本医療情報学会としての役割―. 日本医療情報学会, 2014. 〔http://jami.jp/about/policy.pdf(cited 2018-Apr-29)〕.

15) 津久間秀彦, 田中武志, 島川龍載, 池内　実. 中国地方の医療情報技師は "3C" をどう認識しているか. 第 21 回日本医療情報学会春季学術大会プログラム・抄録集 2017：102-103.

16) 大会企画. 医療情報技師交流会のご案内. 第 30 回医療情報学連合大会・プログラム抄録集 2010：39.

17) 大会企画. 医療情報技師交流会のご案内. 第 31 回医療情報学連合大会・プログラム抄録集 2011：45.

18) 小笠原克彦, 村松　宰, 櫻井恒太郎. 医療情報学受講前の情報リテラシーの学科間相違に関する考察. 医療情報学 2005；**25**, 1：7-13.

19) 中山八州男, 林　央周, 遠藤俊郎. 国内大学病院ウェブサイトにおけるアクセシビリティ情報調査. 医療情報学 2006；**26**, 6：389-394.

20) 菖蒲澤幸子, 山内一史. 看護中間管理者の情報処理能力の習得とその背景要因. 医療情報学 2007；**27**, 2：229-236.

21) 鈴木康文, 吉田幸生, 紫藤秀文, 岸野　亨, 名越澄子, 椎橋実智男. 当院における e ラーニングシステムの運用報告. 医療情報学 2016；**36**, 3：135-144.

22) 日本医療情報学会医療情報技師育成部会. 日本医療情報学会「医療情報技師」育成の取り組み. 医療情報学 2004；**24**, 2：327-331.

23) 宮原勅治, 大塚博幸, 加藤健司, 他. 医療現場における IT プロジェクトと組織育成. 医療情報学 2006；**26**, 3：185-189.

24) 石川　澄. 個人情報保護法の構成と関連法. 医療情報学 2004；**24**, 5：493-506.

25) 石川　澄, 津久間秀彦, 小西央郎, 他. 患者参画型病院の実現を支えるクリニカルマネジメントシステム―患者の権利と診療看護の安全および病院管理を保証する―. 医療情報学 2003；**23**, 1：77-88.

26) 奥山尚史, 西平　順. e ラーニングによる医療情報人材の育成. 医療情報学 2007；**27**, 2：191-198.

27) 石川　澄, 田中武志, 津久間秀彦, 他. 次世代救急・災害支援情報システム―救急医療 Net Hiroshima―. 医療情報学 2008；**28**, 4：187-195.

28) 竹本敬子, 進藤亜紀子, 谷　昇子, 松田淳子, 丸上輝剛, 稲田　紘. わが国の電子カルテシステムの導入状況に関する調査結果の分析. 医療情報学 2008；**28**, 4：225-233.

29) 田中武志, 石川　澄, 池内　実, 他. 医療記録の電子化は有害事象を少なくするか―日本の現状―. 医療情報学 2010；**30**, 5：261-270.

30) 山内一史, 浅沼優子, 藤田比左子. 患者プライバシーと患者データセキュリティ維持のために何を考えるか？. 医療情報学 2003；**23**, Suppl.：73-74.

31) 櫻井恒太郎. 情報倫理教育の教育内容の分類とカリキュラム. 医療情報学 2004；**24**, Suppl.：317-318.

32) 櫻井恒太郎. 医療情報と医学教育・EBM―何をどう考えればよいか. 医療情報学 2006；**26**, Suppl.：5.

33) 宮原勅治, 田中洋一郎, 瀬尾　恵, 村田晃一郎, 岡田清久. IT プロジェクトの光と影〜成功に導くプロジェクトマネジメントの力. 医療情報学 2007；**27**, Suppl.：237-238.

34) 山田ひとみ. スキャナによる診療録の電子化に関

する課題～診療情報管理士の視点から～. 医療情報学 2009；**29**, Suppl.：46-47.

35) 串間宗夫, 荒木賢二, 鈴木斎王, 荒木早苗. 肺癌入院患者看護記録のネットワーク可視化. 医療情報学 2009；**29**, Suppl.：963-969.

36) 大場久照, 松谷秀哉, 柏倉幾郎. 医学部保健学科5専攻の3年次学部生における医療情報リテラシーの現状―3年間の継続調査による情報教育と専門教育からみた一考察―. 医療情報学 2009；**29**, Suppl.：1084-1087.

37) 守口淑秀, 池川嘉郎, 井門敬子, 他. 富士通からIBMへの電子カルテシステムのベンダー変更に対する薬剤部の準備と対応. 医療情報学 2009；**29**, Suppl.：1117-1120.

38) 山田章子, 斯波将次, 山口（中上）悦子, 他. 障害報告レポートからみた病院情報システムの評価. 医療情報学 2011；**31**, Suppl.：912-915.

39) 江田哲也, 石川 徹, 斎藤恵一. 遠隔授業システムによる電子カルテシステムを用いた医療教育. 医療情報学 2013；**33**, Suppl.：364-365.

40) 津久間秀彦, 田中武志, 池内 実. 病院情報システムの有効性評価の現状に関する文献学的考察―医療情報学連合大会の論文を対象とした予備調査―. 医療情報学 2013；**33**, Suppl.：856-860.

41) 江田哲也, 石川 徹, 斎藤恵一. 電子カルテシステムを用いた教育における遠隔授業システム利用の有無での評価. 医療情報学 2014；**34**, Suppl.：732-733.

42) 永田 啓. 医療情報システム導入におけるコンサルタント利用の経験と問題点. 医療情報学 2015；**35**, Suppl.：630-631.

43) 鈴木康文, 吉田幸生, 紫藤秀文, 岸野 亨, 名越澄子, 椎橋実智男. 当院におけるeラーニングシステム運営の実際. 医療情報学 2015；**35**, Suppl.：1196-1197.

44) 今中雄一, 中川 肇, 澤 智博. 社会医学系専門医専門医制度の確立と医療情報学の専門性. 医療情報学 2016；**36**, Suppl.：42-43.

45) 内藤道夫. 医療情報技師活躍の場―民間病院では―. 医療情報学 2004；**24**, Suppl.：232.

46) 星 久光. 病院における医療情報技師の定員化について―JAHISの立場から―. 医療情報学 2004；**24**, Suppl.：235-237.

47) 奥山文雄, 河村徹郎, 橋本則男. 医療機関の要請に対応できる大学教育―医療情報技師の教育―. 医療情報学 2004；**24**, Suppl.：240-241.

48) 山本晧二. 医療情報技師能力検定試験で検定しようとしている資質について. 医療情報学 2004；**24**, Suppl.：260-261.

49) 渡邉亮一. 医科大学や看護大学の情報学教育と医療情報技師の育成. 医療情報学 2004；**24**, Suppl.：262-264.

50) 鈴木茂孝. 医療情報技師育成プログラム, その限界と願望. 医療情報学 2004；**24**, Suppl.：265-267.

51) 中下道夫, 鈴木健彦. データに強い事務長とは. 医療情報学 2004；**24**, Suppl.：268-269.

52) 沢田 潔, 八幡勝也. 医療情報技師コミュニティサイトの紹介. 医療情報学 2004；**24**, Suppl.：270-271.

53) 岡田美保子. 診療情報管理士と医療情報技師―人材育成の立場から―. 医療情報学 2004；**24**, Suppl.：224-225.

54) 岡田美保子. 医療情報システムを担う人材育成の立場から. 医療情報学 2004；**24**, Suppl.：319-320.

55) 永田 宏. 医療情報教育のためのe-learningシステムの開発. 医療情報学 2004；**24**, Suppl.：1220-1221.

56) 内藤道夫, 稲田 紘, 河村徹郎, 八幡勝也, 山内一信. 医療情報技師の今後の展開. 医療情報学 2005；**25**, Suppl.：96-98.

57) 沢田 潔, 二稲大介, 片山一重, 内藤道夫, 八幡勝也. 医療情報技師3Cの実践. 医療情報学 2005；**25**, Suppl.：100-102.

58) 内藤道夫. 医療情報技師3Cの実践「医療情報技師の3C」ことはじめ. 学会育成部会から. 医療情報学 2005；**25**, Suppl.：103-104.

59) 片山一重, 原 繁一, 根岸 幾. 医療情報技師3Cの実践 部門HcITとエンドユーザーと病院全体との「3C」. 医療情報学 2005；**25**, Suppl.：105-106.

60) 飯郷直行. 医療情報技師3Cの実践 メーカ・ベンダーの医療情報技師（HcIT）と病院側ユーザとの「3C」. 医療情報学 2005；**25**, Suppl.：107-109.

61) 中村建助. 医療情報技師3Cの実践 動かないコンピュータと「3C」の関係. 医療情報学 2005；**25**, Suppl.：110-112.

62) 大塚博幸, 宮原勅治, 長井直子, 他. 医療情報技師によるe-ラーニングを利用した病院情報セキュリティ教材の作成と実践. 医療情報学 2005；**25**, Suppl.：1059-1060.

63) 白井知佐子, 宮原勅治, 大塚博幸, 他. 医療情報技師受検対策としての院内講習会の実践と成果. 医療情報学 2005；**25**, Suppl.：1068.

64) 宮原勅治, 梶原建熙, 大塚博幸, 他. 市民病院における医療情報技師の組織化と運営. 医療情報学

2005；**25**, Suppl.：1069-1070.

65) 岡田美保子, 笹川紀夫, 山本和子, 他. 医療情報の人材育成支援. 医療情報学 2006；**26**, Suppl.：187-189.

66) 二橋大介, 片山一重, 藤井友広, 他. 使える医療情報技師（医療現場編）. 医療情報学 2006；**26**, Suppl.：185-186.

67) 柴田洋子, 大塚博幸, 宮原勅治, 他. 当院医療情報技師チームによる輸血用遡及調査システムの開発経験. 医療情報学 2006；**26**, Suppl.：669-670.

68) 大塚博幸, 宮原勅治, 石井清浩, 他. 医療情報技師による病院ホームページへのコンテンツ・マネジメント・システム（CMS）の導入経験. 医療情報学 2006；**26**, Suppl.：747-748.

69) 前田義久, 宮原勅治, 四井哲士, 他. 病院の初級医療情報技師に対するネットワーク技術に関する教育教材の模索と検討. 医療情報学 2006；**26**, Suppl.：787-788.

70) 菊地雅史, 宮原勅治, 石井清浩, 他. 医療情報技師受検対策としての院内講習会の検討. 医療情報学 2006；**26**, Suppl.：789-790.

71) 半田宣弘, 宮原勅治, 石井清浩, 他. 新病院医療情報システム構築における上流工程への医療情報技師の投入. 医療情報学 2006；**26**, Suppl.：791-792.

72) 河村徹郎. 新しい医療情報系の認定制度について. 医療情報学 2007；**27**, Suppl.：230.

73) 松村泰志, 折井孝男, 竹村匡正, 山口　泉, 朴勤植, 安田浩二. 協力講座/病院医療情報部. 医療情報学 2007；**27**, Suppl.：260-261.

74) 中西寛子. 医療情報技師に看護師を！. 医療情報学 2007；**27**, Suppl.：85-88.

75) 杉田　塩. 医療情報技師の認定を取得した看護師の活動と役割. 医療情報学 2007；**27**, Suppl.：89-90.

76) 二橋大介. 医療情報技師に看護師を！. 医療情報学 2007；**27**, Suppl.：91-92.

77) 沢田　潔, 永野泰之, 餅井美愛, 浅井　広, 岸真司. オープンソースソフトウェアで構築したイントラネットシステムの運用で活躍する医療情報技師認定を持つ看護師. 医療情報学 2007；**27**, Suppl.：93-94.

78) 山本和子, 石川　澄, 稲田　紘, 他. 学習評価のための問題収集・提供システムの開発. 医療情報学 2007；**27**, Suppl.：975-976.

79) 長尾幸恵, 中西寛子, 山岡　肇, 加藤健司, 大塚博幸, 宮原勅治. 看護師の手による看護研修支援システムの開発. 医療情報学 2007；**27**, Suppl.：337-338.

80) 芦田尚登, 宮原勅治, 大塚博幸, 他. 使える医療情報技師への実践―院内データベースのマネージメント―. 医療情報学 2007；**27**, Suppl.：833-834.

81) 大塚博幸, 石井清浩, 長井直子, 柴田洋子, 菊地雅史, 宮原勅治. 医療情報技師技術向上のためのコンピテンシィ開発に対する取り組み. 医療情報学 2007；**27**, Suppl.：1275-1276.

82) 石井清浩, 半田宣弘, 菊地雅史, 他. 医療情報技師受検対策としての院内講習会の検討（第3報）. 医療情報学 2007；**27**, Suppl.：1277-1278.

83) 鈴木誠一, 林　裕之, 有賀雅尚, 古田土義裕, 平井秀典, 中村卓治. 医療情報技師の病院経営に果たす役割について考える. 医療情報学 2008；**28**, Suppl.：175-176.

84) 山本和子, 石川　澄, 稲田　紘, 他. 学習評価のための問題収集・編集支援システムの開発. 医療情報学 2008；**28**, Suppl.：313-314.

85) 山本晧二, 石川　澄, 稲田　紘, 他. 医療情報技師資格認定試験の評価―2003年度～2007年度の試験結果を踏まえて―. 医療情報学 2008；**28**, Suppl.：315-316.

86) 岩本光実, 若林信浩, 岡田光典, 他. 地方における医療情報技師の研修に関する研究. 医療情報学 2008；**28**, Suppl.：308-309.

87) 山岡　肇, 宮原勅治, 大塚博幸, 奥内　昇. 医療情報システム開発会議における発言数から見た医療情報技師の関与度について. 医療情報学 2008；**28**, Suppl.：310-312.

88) 寅田信博, 中島直樹, 清水周次, 安徳恭彰, 岡村耕二, 田中雅夫. 遠隔医療活動における医療情報技師の役割. 医療情報学 2008；**28**, Suppl.：725-730.

89) 長井直子, 宮原勅治, 大塚博幸, 重松裕幸, 盛岡茂文. 病院BSCに対応した医療情報技師チームの戦略マップの作成. 医療情報学 2008；**28**, Suppl.：760-761.

90) 和田　節, 芦田尚人, 中原隆太, 他. 医療情報コンテンツとしての医療ビデオ番組制作とweb配信. 医療情報学 2008；**28**, Suppl.：903-904.

91) 大塚博幸, 柴田洋子, 竹川啓史, 宮原勅治. 医療情報システム仕様書作成におけるユースケース図の有用性と注意点. 医療情報学 2008；**28**, Suppl.：988-989.

92) 奥田保男, 岡田美保子, 小笠原克彦, 宇都由美子. 医療専門職における医療情報技術者のあり方 ～医療情報技師とPACSスペシャリスト～. 医療情報学 2009；**29**, Suppl.：311-313.

93) 小笠原克彦. 医療専門職における医療情報技術者のあり方 医療情報技師とPACSスペシャリスト 診療放射線技師教育における医療情報学教育の現. 医療情報学 2009；**29**, Suppl.：314-315.

94) 櫃石秀信, 筒井威至, 原田隆行, 中村 徹, 吉田 茂. 中小病院におけるシステム運用の課題 民間中小病院におけるシステムの構築・運用の取り組み. 医療情報学 2009；**29**, Suppl.：201-202.

95) 藤井友広, 石井加奈子, 滝沢礼子, 守本京平, 蔵本裕士, 瀬戸僚馬. 患者の視点からみた医療情報システム. 医療情報学 2009；**29**, Suppl.：303-304.

96) 長井直子, 大塚博幸, 宮原勅治. Balanced Scorecard を用いた医療情報技師の人材育成. 医療情報学 2009；**29**, Suppl.：708-709.

97) 山岡 肇, 宮原勅治, 大塚博幸, 他. 医療情報システム開発工程の進捗に伴う医療情報技師の関与度の推移. 医療情報学 2009；**29**, Suppl.：832-834.

98) 中原隆太, 宮原勅治, 大塚博幸, 中西寛子, 佐々木勝英. PFI事業下での情報システム開発のドキュメント管理. 医療情報学 2009；**29**, Suppl.：893-894.

99) 和田 節, 宮原勅治, 大塚博幸, 山岡 肇, 中原隆太, 岩田健太郎. プロジェクトを定常業務へ移行する工夫. 医療情報学 2009；**29**, Suppl.：897-898.

100) 星 雅丈. 療養型中心の法人内7病院における情報システム運用管理の課題と反省点. 医療情報学 2009；**29**, Suppl.：899-904.

101) 大塚博幸, 宮原勅治, 真鍋史朗, 他. 上級医療情報技師を中心とした関西医療情報技師会の立ち上げ. 医療情報学 2009；**29**, Suppl.：923-925.

102) 内藤道夫, 石川 澄, 岡田美保子. コミュニケーション・協調・調整が織り成すシステム基盤 望まれる医療情報化のための医療情報技師の役割 医療情報技師の3C～医療情報技師育成部会の立場から～. 医療情報学 2010；**30**, Suppl.：93-94.

103) 河村明江, 石川 澄. コミュニケーション・協調・調整が織り成すシステム基盤 望まれる医療情報化のための医療情報技師の役割 患者と医療職をつなぐ医療情報技師―看護師の立場から―. 医療情報学 2010；**30**, Suppl.：95-96.

104) 池田和之. コミュニケーション・協調・調整が織り成すシステム基盤 望まれる医療情報化のための医療情報技師の役割 医療専門職, 患者を繋ぐ医療情報技師・薬剤師の立場から. 医療情報学 2010；**30**, Suppl.：97-98.

105) 山本 剛. コミュニケーション・協調・調整が織り成すシステム基盤 望まれる医療情報化のための医療情報技師の役割 医療情報技師の3Cを意識したシステム構築と管理・放射線技師の立場から. 医療情報学 2010；**30**, Suppl.：99-101.

106) 寅田信博, 中島直樹, 清水周次, 他. コミュニケーション・協調・調整が織り成すシステム基盤 望まれる医療情報化のための医療情報技師の役割 国境を越えて医療者同士を繋ぐ医療情報技師 遠隔医療連携における3C. 医療情報学 2010；**30**, Suppl.：102-105.

107) 飯郷直行. コミュニケーション・協調・調整が織り成すシステム基盤 望まれる医療情報化のための医療情報技師の役割 システムベンダーとユーザサイドと繋ぐ3C. 医療情報学 2010；**30**, Suppl.：106-109.

108) 山田ひとみ. 診療情報管理士と医療情報技師の力量 診療情報管理士と医療情報技師の業務連携. 医療情報学 2010；**30**, Suppl.：137-138.

109) 真鍋史朗, 藤井歩美, 村田泰三, 他. 診療情報管理士と医療情報技師の力量 医療情報技師と診療情報管理士の今後. 医療情報学 2010；**30**, Suppl.：141-142.

110) 真鍋史朗, 大塚博幸, 大本昭徳, 他. 医療情報技師を対象とした高度医療情報人材育成のための知識体系講習会について. 医療情報学 2010；**30**, Suppl.：799-803.

111) 石井富美, 古屋修身. 経営改善のための情報提供と新規事業プロジェクトへのアプローチ～医療情報技師の病院経営に対して果たすべき役割～. 医療情報学 2010；**30**, Suppl.：903-906.

112) 若林信浩, 松岡真希子, 木村 充, 他. 医療情報技師による医療スタッフを対象とした情報研修の重要性について. 医療情報学 2010；**30**, Suppl.：1064-1066.

113) 五味悠一郎, 水谷晃三, 遠藤有人, 澤 智博. ブレンディッドラーニングによる医療情報技師の育成. 医療情報学 2010；**30**, Suppl.：1270-1271.

114) 田中武志, 津久間秀彦, 池内 実, 他. 医療情報の二次利用と医療情報技師の役割. 医療情報学 2011；**31**, Suppl.：596-599.

115) 江田哲也, 中國秀章, 石川 徹, 他. WEB型電子カルテシステムの構築と授業への活用. 医療情報学 2011；**31**, Suppl.：606-607.

116) 石川 澄, 内藤道夫. 医療情報技師育成事業のあり方を考える―これまでの10年を振り返ってこれからを展望する―. 医療情報学 2012；**32**, Suppl.：142-143.

117) 五味悠一郎, 真鍋史朗, 相坂琢磨, 他. 医療情

技師会の現状と課題. 医療情報学 2012；**32**, Suppl.：144-145.

118) 上杉正人, 井内雄大, 大場久照. Social Learning System による資格対策のための学習システムの構築. 医療情報学 2012；**32**, Suppl.：946-948.

119) 五味悠一郎, 岡田謙二郎, 小田洋一郎, 他. 関東医療情報技師会の立ち上げ. 医療情報学 2012；**32**, Suppl.：1394-1397.

120) 石川 澄, 稲田 紘, 入江真行, 他. 医療情報技師育成部会, これから 10 年の創造 病院情報システム利用者ガイドランとユーザパスポート（HI-UP）の新設. 医療情報学 2013；**33**, Suppl.：184-185.

121) 五味悠一郎, 成清哲也, 内藤道夫. 医療情報技師育成事業 10 年目における医療情報技師の現況調査. 医療情報学 2013；**33**, Suppl.：1182-1186.

122) 久保覚司, 武藤晃一, 内藤道夫. 医療情報教育のための電子カルテ構築体験型教材の開発. 医療情報学 2013；**33**, Suppl.：212-213.

123) 武藤晃一, 兵藤友和, 竹中愛香. 医療情報技師検定試験対策のための教育支援法の検討～ARCS モデルによる e ラーニングシステムの機能設計～. 医療情報学 2013；**33**, Suppl.：382-383.

124) 田中勝真, 井端美幸, 朝田委津子, 川中普晴, 高瀬治彦, 鶴岡信治. 医療情報技師育成のためのモバイル型学習支援システム開発の試みと利用者の満足度調査. 医療情報学 2013；**33**, Suppl.：774-775.

125) 瀬尾浩昭, 守本京平, 若林信浩, 他. 地方医療情報技師会による医療情報技師の育成支援. 医療情報学 2013；**33**, Suppl.：772-773.

126) 谷口美悠, 岡橋孝侍, 小野 聡, 他. 施設で用いられる外用用法マスタと標準マスタの差異に関する調査. 医療情報学 2013；**33**, Suppl.：804-807.

127) 岸 真司, 石川 澄, 稲田 紘, 他. 病院情報システムの利用者心得を普及させるためのシナリオ. 医療情報学 2014；**34**, Suppl.：198-199.

128) 川中普晴, 田中勝真, 三浦美幸, 朝田委津子, 高瀬治彦, 鶴岡信治. 医療情報技師育成のためのモバイル型学習支援システムの開発に関する一検討―苦手分野を考慮したテキストの動的生成機能の実装とユーザビリティ評価―. 医療情報学 2014；**34**, Suppl.：738-739.

129) 朴 勤植, 玉川裕夫, 山田章子, 内藤道夫. 医療情報システム分野における用語の変遷について. 医療情報学 2014；**34**, Suppl.：904-907.

130) 守本京平, 若林信浩, 瀬尾浩昭, 他. 地方の医療

情報技師会が行う医療情報技師育成支援の取り組み. 医療情報学 2014；**34**, Suppl.：740-742.

131) 宮本正喜, 鈴木淳夫, 白鳥義宗, 他. 医療 CIO の今後. 医療情報学 2015；**35**, Suppl.：82-83.

132) 谷川琢海, 相坂琢磨, 入江真行, 他. 上級医療情報技師の新しい定義と上級 GIO・SBOs の策定. 医療情報学 2015；**35**, Suppl.：1218-1219.

133) 山本晧二, 窪田英明, 山下幸司, 他. 上級の医療情報技術者育成のための大学院について. 医療情報学 2015；**35**, Suppl.：464-465.

134) 藤田尚一, 永田 啓, 江上隆幸. 病院情報システムログイン画面を利用した教育. 医療情報学 2015；**35**, Suppl.：470-472.

135) 伊勢田 司, 相坂琢磨, 大原達美. 医療情報技師を対象とした心理的要因による内部不正行為防止対策. 医療情報学 2015；**35**, Suppl.：1000-1002.

136) 村上和希, 中西洋介, 綿名一樹, 五味悠一郎. SBT（Social Based Testing）の投稿機能と試験機能の構築. 医療情報学 2015；**35**, Suppl.：1210-1213.

137) 中西洋介, 村上和樹, 綿名一樹, 五味悠一郎. SBT（Social Based Testing）における投稿問題の自動カテゴリ分類手法の提案. 医療情報学 2015；**35**, Suppl.：1214-1217.

138) 今井康介, 若林信浩, 岩本光実, 他. 多職種間の相互理解を目的とした研修の実施と評価―シリーズ企画「隣は何をする人ぞ？」―. 医療情報学 2015；**35**, Suppl.：466-469.

139) 宮本正喜, 宇都由美子, 白鳥義宗, 他. 医療 CIO に望むもの. 医療情報学 2016；**36**, Suppl.：62-63.

140) 伊勢田 司, 相坂琢磨, 大原達美. 医療情報技師の内部不正許容度と職業的自尊心の関係調査. 医療情報学 2016；**36**, Suppl.：706-709.

141) 髙橋正明, 荒 義昭, 佐藤弘康, 他. 薬剤師・医療情報技師（HIT-Pharmacist）を対象とした現状調査 薬剤師・医療情報技師の背景, 業務および活動について. 医療情報学 2016；**36**, Suppl.：894-895.

142) 山内一史, 浅沼優子. 医療情報技師の資格を持つ看護師は Informatics Nurse Specialist になれるか？. 医療情報学 2003；**23**, Suppl.：21-22.

143) 山内一信. IT の医療貢献と展望. 医療情報学 2004；**24**, Suppl.：2-3.

144) 鳥谷部真一, 赤澤宏平, 海津元樹, 小田純一. 新潟県における遠隔医療の稼働経験：問題点と今後の展開. 医療情報学 2004；**24**, Suppl.：514-515.

145) 田中昌昭, 三上史哲, 野澤亮平, 谷口和夫, 岡田美保子. 医療情報技術者育成のためのセキュリティを重視したネットワーク教育. 医療情報学 2004；**24**, Suppl. : 606-607.

146) 岡田美保子, 河村徹郎. 医療情報教育—実践的知識・技能を培うための様々な取組み—. 医療情報学 2005；**25**, Suppl. : 113-114.

147) 鈴木茂孝, 濱子二治, 原　臣司, 亀井哲也. 医療情報教育 実践的知識・技能を培うための様々な取り組み 手作業を重視した実習を核とする医療情報技師教育. 医療情報学 2005；**25**, Suppl. : 115.

148) 笹川紀夫, 宇田　淳, 佐能　孝, 白髪昌世, 河口　豊. 医療情報教育 実践的知識・技能を培うための様々な取り組み 広島国際大学における医療情報技師育成のための取り組み—カリキュラム及び診療情報管理演習室の整備を中心に—. 医療情報学 2005；**25**, Suppl. : 116-117.

149) 奥山文雄, 河村徹郎, 橋本則男, 他. 医療情報教育 実践的知識・技能を培うための様々な取り組み 電子カルテ時代における医療情報技術者の育成に向けての試み. 医療情報学 2005；**25**, Suppl. : 118-119.

150) 外山比南子, 豊田修一. 電子カルテを利用した大学内仮想病院実習の試み. 医療情報学 2005；**25**, Suppl. : 120-121.

151) 石垣恭子, 稲田　紘, 東ますみ, 他. 大学院修士課程における看護情報学専攻の位置づけ. 医療情報学 2005；**25**, Suppl. : 426-427.

152) 矢田洋一, 伊津信之介. 情報系短期大学における医療情報. 医療情報学 2005；**25**, Suppl. : 1071-1072.

153) 鈴木茂孝. EBM と医療情報教育 臨床検査技師・医療事務部門従事者教育における立場より. 医療情報学 2006；**26**, Suppl. : 159-160.

154) 長井直子, 宮原勅治, 大塚博幸, 他. SLL web 画面を用いたセカンドオピニオン外来予約受付方法の検討. 医療情報学 2006；**26**, Suppl. : 301-302.

155) 石川　澄, 松浦正明, 高田佳輝, 他. 救急・広域災害時の活動評価機能を盛り込んだ次世代救急支援情報システムの構築企画. 医療情報学 2006；**26**, Suppl. : 569-572.

156) 中西寛子, 宮原勅治, 石井清浩, 他. e-ラーニングを使用したセキュリティ教育の受講を促すための一考察. 医療情報学 2006；**26**, Suppl. : 785-786.

157) 岡田謙二郎, 丸田美保子, 井上浩子, 中山竜一, 高野靖悟. DPC コード生成ツールの開発におけ

る大手メーカー製医事会計・オーダリングパッケージとのシームレスな連動事例. 医療情報学 2006；**26**, Suppl. : 806-808.

158) 皆川昇司. 電子カルテシステムの稼働と医療情報管理室の設置. 医療情報学 2006；**26**, Suppl. : 1017-1018.

159) 佐藤泰正, 二村美恵子, 山下眞友子, 他. 院内ポータルサイトの運用. 医療情報学 2006；**26**, Suppl. : 1094-1097.

160) 横山大介. 病院情報システムにおけるシステム監査の必要性と方法論. 医療情報学 2006；**26**, Suppl. : 1279-1281.

161) 石垣恭子, 中西寛子, 仲村祐子, 他. 看護情報領域における資格と医療情報技師—専門看護師の新領域として—. 医療情報学 2007；**27**, Suppl. : 95-97.

162) 木村通男, 小林利彦, 村田晃一郎, 宮原勅治, 秋山昌範. 病院におけるマネジメントと情報. 医療情報学 2007；**27**, Suppl. : 235-236.

163) 井沖浩美, 片岡浩己, 川崎由夏, 向井伸治, 森貞常弘, 井上和男. 病院情報システムと検査情報システム更新時における諸問題. 医療情報学 2007；**27**, Suppl. : 600-601.

164) 大泉　綾, 増井直美, 中島秀樹, 他. 診療データの有効活用を可能にする後利用業務のあり方. 医療情報学 2007；**27**, Suppl. : 675-676.

165) 大塚博幸, 四井哲士, 石井清浩, 他. 医療機関における業務分析法の検討～DMM と UML の比較～. 医療情報学 2007；**27**, Suppl. : 778-780.

166) 竹川啓史, 大塚博幸, 芦田尚登, 他. 市販ソフトを利用した院内感染症コントロールシステムの開発. 医療情報学 2007；**27**, Suppl. : 1014-1015.

167) 岩田健太郎, 芦田尚登, 川井順一, 他. 心臓リハビリテーション業務のデータベース構築による患者情報管理の効率化. 医療情報学 2007；**27**, Suppl. : 1071-1073.

168) 平田　慎, 押野博文, 熊坂雅之. 既存システムを利用したリハビリテーション業務の電子化. 医療情報学 2007；**27**, Suppl. : 1082-1084.

169) 長谷川高志, 石川　徹, 黒田博史, 外山比南子. コンピュータリテラシの技能水準と教育効果を継続調査する手法. 医療情報学 2007；**27**, Suppl. : 1257-1258.

170) 下村淳一. 電子カルテの利用向上—一般病院にできること, 松江市立病院の場合—. 医療情報学 2008；**28**, Suppl. : 701-703.

171) 大塚博幸, 石井清浩, 中西寛子, 他. PFI 事業における IT プロジェクト組織の在り方～PMO の有用性～. 医療情報学 2008；**28**, Suppl. : 813-

815.

172) 宮原勅治，神庭弘年，関　公二，武上弥尋．医療 IT プロジェクトの質とサービスマネジメント〜 PMBOK と ITIL 2 つの国際標準．医療情報学 2009；**29**，Suppl.：354-355.

173) 三好誠史．中小病院におけるシステム運用の課題 医療情報システム専任スタッフの存在意義について．医療情報学 2009；**29**，Suppl.：203-204.

174) 佐藤　大，國井重男，根東義明．これからの医療情報学に求めるもの それぞれの立場で感じていること「部」と「学」—システム管理の現場から．医療情報学 2009；**29**，Suppl.：224-225.

175) 入江真行，長浜宗敏，井下晴子，梅本礼子，岡村信一，白鳥義宗，山田ひとみ．診療データの二次的利活用を目指した電子カルテのオーディット．医療情報学 2009；**29**，Suppl.：284-285.

176) 楠岡英雄，高橋静子，梅里良正，大原　信，岸真司，土屋文人．病院情報システムにまつわるインシデントの分析とその対策．医療情報学 2009；**29**，Suppl.：286-287.

177) 酒巻哲夫，高林克日己，中川　肇，山上浩志，鈴木斎王，坂田信裕．医療情報部門が担う病院の総合力．医療情報学 2009；**29**，Suppl.：292-293.

178) 岩田健太郎，宮原勅治，大塚博幸，他．外部設計において発注者ビューガイドラインを用いた経験．医療情報学 2009；**29**，Suppl.：1054-1055.

179) 森川富昭，岡田達也，玉木　悠，田木真和，森口博基．病院情報システムの運用・管理におけるヘルプデスクの仕組みと評価．医療情報学 2009；**29**，Suppl.：1056-1057.

180) 町谷安紀，中埜晴美，木村　初，他．高額医薬品の適正管理システムの構築とその有用性．医療情報学 2009；**29**，Suppl.：1098-1101.

181) 白柏明美，石垣恭子，東ますみ，他．看護情報領域における継続教育に求められる臨床看護師の認識およびニーズ．医療情報学 2010；**30**，Suppl.：264-266.

182) 小出大介，木村通男．医療情報データベースを活用した医薬品等の安全対策の向上と課題（日本医療情報学会，日本薬剤疫学会，日本製薬工業協会の共同ワークショップ）．医療情報学 2011；**31**，Suppl.：21-22.

183) 渡邉亮一，長澤　亨，北川勝二，笹川紀夫，五味悠一郎．医療情報基礎知識検定試験の効用と課題．医療情報学 2011；**31**，Suppl.：178-179.

184) 山下幸司，河村徹郎，奥山文雄，窪田英明，山本晧二．電子カルテを活用した医療情報技術者教育．医療情報学 2011；**31**，Suppl.：128-129.

185) 大塚博幸，長井直子，石井香奈子，清水敬二，山岡　肇．医療施設ホームページの実態と課題．医療情報学 2011；**31**，Suppl.：246-249.

186) 奥田保男，青木陽介，神宮司公二，池田和之．医療情報領域における Specialist の育成について考える．医療情報学 2012；**32**，Suppl.：102-104.

187) 山内一史，太田勝正，石垣恭子．看護情報専門看護師と医療情報技師に求められる情報能力の比較．医療情報学 2012；**32**，Suppl.：366-368.

188) 内藤道夫，武藤晃一，鈴木茂孝，堀場文彰，亀井哲也，作佐部太也．医療専門職における医療情報教育の現状比較．医療情報学 2012；**32**，Suppl.：404-407.

189) 香川泰俊，小畑大輔，吾郷浩美，他．内視鏡検査進捗管理システムの構築による部門システム機能の拡張．医療情報学 2012；**32**，Suppl.：446-449.

190) 佐々木啓充，真鍋史朗，藤本智裕，他．近隣病院の公認医療情報システム監査人補を利用したシステム内部監査の試み．医療情報学 2012；**32**，Suppl.：700-703.

191) 篠原信夫．大学院における医療情報システム基礎教育の e ラーニングの開発．医療情報学 2012；**32**，Suppl.：952-953.

192) 蜂谷昭典，筒井威至，櫃石秀信，他．電子カルテシステムと病院開発システムの連携システム開発について．医療情報学 2012；**32**，Suppl.：1264-1265.

193) 小枝伸行．地域医療連携システム構築での課題．医療情報学 2012；**32**，Suppl.：1360-1363.

194) 黒田史博．資格試験を利用した網羅的かつ系統的な医療情報ユーザ教育の試み．医療情報学 2012；**32**，Suppl.：1398-1399.

195) 武藤晃一，内藤道夫，堀場文彰，亀井哲也，鈴木茂孝．電子カルテシステムを用いたロールプレイングによるチュートリアル教育の実践．医療情報学 2012；**32**，Suppl.：1402-1403.

196) 岡田美保子　診療情報の蓄積—医療情報学としての課題と医療情報学会の役割．医療情報学 2013；**33**，Suppl.：6-7.

197) 奥田保男，松田恵雄，守本京平，中元雅江．医療情報技師として知っておくべき画像管理とその将来展望．医療情報学 2013；**33**，Suppl.：40-41.

198) 小枝伸行，岡橋孝侍，小野　聡，他．薬剤オーダリングシステムにおける用法マスタに関する多施設実態調査．医療情報学 2013；**33**，Suppl.：796-799.

199) 小阪真二，角森正信，吉川清夫，他．医療現場の業務フローに基づく統合情報システムの開発と運

用. 医療情報学 2013；**33**, Suppl.：848-851.

200) 鈴木亮二, 細野貴広, 高田幸子, 荻原京子, 齋藤勇一郎. 看護必要度一括入力システム導入効果に関する調査. 医療情報学 2013；33, Suppl.：1174-1177.

201) 津久間秀彦, 須原麻砂江, 渡邉春美, 他. 病院情報システムが関連する課題をボトムアップで整理するためのフレームモデルの試作―組織力と人間行動と教育の視野の組込み―. 医療情報学 2014；**34**, Suppl.：760-763.

202) 岡橋孝侍, 池田和之, 小野　聡, 木津　茂, 小枝伸行, 中尾元紀. 複数施設における注射オーダの用法指示の実態とその考察. 医療情報学 2014；**34**, Suppl.：792-795.

203) 高戸　聡, 光田幸彦, 金尾　衛, 松崎有紀. 病院情報システム更新プロジェクトの評価と課題―OS サポートサイクルからの脱却とシステム入替特有の問題点―. 医療情報学 2015；35, Suppl.：622-625.

204) 島川龍載, 西田節子, 山本勇一郎, 階層型システム基盤の構築におけるプロジェクト・コスト・マネジメントの必要性. 医療情報学 2015；**35**, Suppl.：626-628.

205) 辰巳治之, 山口徳蔵, 溝口照悟, 他. 医療情報における形而上学的諸問題の解明―「情報薬」による解決をめざして―. 医療情報学 2015；**35**, Suppl.：732-735.

206) 津久間秀彦, 島川龍載, 渡邉春美, 他. 電子診療看護記録の信頼性向上のための真正性の問題点に関する予備的調査～6W1H モデルに基づく課題整理方法の検討～. 医療情報学 2015；35, Suppl.：814-817.

207) 田中一史. 滋賀県における急性心筋梗塞発症調査. 医療情報学 2015；35, Suppl.：858-859.

208) 窪田英明, 山下幸司, ブイニャン・ショエブ, 他. 本学医用情報工学科の医療情報教育と進路状況について. 医療情報学 2015；35, Suppl.：1202-1205.

209) 岸　真司, 石川　澄, 島川龍載, 他. HI-UP（病院情報システムユーザプログラム）は普及するか？. 医療情報学 2016；36, Suppl.：216-219.

210) 瀬戸僚馬, 石川　澄, 岸　真司, 島川龍載, 田中聖人, 山本和子. 病院情報システムユーザプログラム（HI-UP）制度の展開―「病院での研修講師」の養成セミナーを開催してわかったこと―. 医療情報学 2016；36, Suppl.：314-315.

211) 山本和子, 入江真行, 岡田　康, 他. 医療情報技師の役割と期待～病院情報システムの利用者心得の施設内研修に関して～. 医療情報学 2016；36, Suppl.：1028-1031.

212) 三原直樹, 入江真行, 岡田　康, 他. 病院情報システム利用者教育のための教材作成. 医療情報学 2016；36, Suppl.：1176-1179.

213) 神崎秀嗣, 山寺　純. 医療機関での Hackathon の必要性. 医療情報学 2016；36, Suppl.：1032-1034.

214) 佐藤弘康. 過去の文献・調査報告からみた薬剤系システムの変遷と課題. 医療情報学 2016；36, Suppl.：172-173.

215) 下川忠弘, 古賀秀信, 島川龍載, 他. IT 化の進展度が高い医療機関における IT 活用力の評価. 医療情報学 2016；36, Suppl.：264-267.

216) 荒　義昭, 佐藤弘康, 高橋正明, 他. 薬剤師・医療情報技師（HIT-Pharmacist）を対象とした現状調査～所属医療機関の調剤支援システムについて. 医療情報学 2016；36, Suppl.：896-899.

217) 佐藤弘康, 荒　義昭, 高橋正明, 他. 薬剤師・医療情報技師（HIT-Pharmacist）に対する現状調査～所属医療機関の病院情報システムについて. 医療情報学 2016；36, Suppl.：900-903.

218) 論文・詳細抄録の書き方（システム開発研究編）. 津久間秀彦, 鶴田陽和, 奥原義保, 2017. [https://www.jami.jp/document/doc/WriteAbstracts-System.pdf（cited 2018-Apr-29）].

219) 論文・詳細抄録の書き方（基礎研究編）. 奥原義保, 津久間秀彦, 鶴田陽和, 2016. [https://www.jami.jp/document/doc/WriteAbstracts-Basic.pdf（cited 2018-Apr-29）].

春季学術大会論文

EDC システムに依存しない動的データチェックが可能な
ソフトウェアの開発

西田　栄美[*1]　神宮司希和子[*1]　古島　大資[*1]　山本　尚子[*1]

岩尾　友秀[*2]　山田　知美[*1]

　臨床研究のデータマネジメント業務において，EDC システムに入力されたデータの品質を確保するため，入力データに対して目視チェックとロジカルチェックを実施している．従来の臨床研究では，目視チェックによりエラー項目を検出するケースがほとんどであった．しかしながら，データ量が多くなるにつれてチェック作業に長い時間を要し，人為的ミスが起きる可能性が高くなる．そこで我々は，効率的に品質の高いデータを確保するため，短時間でロジカルチェックプログラムの作成が可能な動的プログラム作成機能を備えたソフトウェアを開発した．本研究では，多様な臨床研究や EDC システムに対応するため，①データ構造の統一化機能，②複数ファイル間のデータチェックのためのファイル結合機能，③データチェック仕様ファイルの作成機能の 3 機能を実現した．開発したソフトウェアを 2 つの臨床研究に適用した結果，目視チェックを実施した場合と比較し，作業時間の短縮が認められ，データマネジメント業務の効率化に対して有用性が示唆された．

■キーワード：臨床研究，データマネジメント，Electronic Data Capture，ロジカルチェック

Development of the System which Enables Dynamic Data Check Regardless of EDC Systems Type: Nishida S[*1], Jingushi K[*1], Furushima D[*1], Yamamoto N[*1], Iwao T[*2], Yamada T[*1]

　In clinical studies, data management is very important for ensuring the data quality and adequate statistical analyses. When performing a data check, either a sight check using human eyes or a logical check using a computer is carried out. In recent years, electronic data capture (EDC) systems having been used to assess the data consistency or to check for missing data at the same time as data entry; however, this check method is not sufficient. Therefore, data managers are required to check the data files exported from EDC systems. However, most clinical data managers are medical experts without advanced programming skills at academic data co-

[*1]大阪大学医学部附属病院　未来医療開発部
　〒565-0871　吹田市山田丘 2-2　最先端医療イノベーションセンター棟 4 階　未来医療開発部データセンター
[*2]京都大学大学院　情報学研究科
　E-mail : kaoshige888@gmail.com

受付日：2018 年 3 月 29 日
採択日：2018 年 3 月 29 日
【第 21 回日本医療情報学会春季学術大会推薦論文】

[*1]Department of Medical Innovation, Osaka University Hospital
Data Coordinating Center 4th Floor of Advanced Medical Innovation Center, 2-2 Yamadaoka, Suita-city, Osaka, 565-0871, Japan
[*2]Graduate School of Informatics, Kyoto University

ordinating centers. The objective of this study was to develop a versatile software program with a graphical user interface to help data managers clean up data easily and efficiently for clinical research. In order to achieve versatility, the program needed to be able to unify the data structure, merge multiple files, and automatically create a specifications check file. We applied the developed software program to two different types of clinical trials and verified its function and effectiveness. Compared with a sight check, our program was thus found to be cost-efficient in terms of time and labor.

Key words : Clinical research, Clinical data management, Electronic data capture, Data check

1. 緒 論

「新たな治験活性化5カ年計画」(平成19年3月)の策定以降，品質の高い臨床研究を効率的に実施するため，Webブラウザ等で臨床研究データを電子的に取得することができ，かつ臨床データマネジメントシステム (CDMS) 機能を持った EDC (Electronic Data Capture) システムが積極的に利用されている[1,2].

臨床研究の実施において EDC システムは，研究者やコーディネーター (CRC) が，研究過程で測定・調査した診療記録を保存するために用いられ，EDC に入力されたデータはデータベース化される．データベースに保存された測定データなどは，EDC システムの画面を介してスムーズに閲覧・抽出が可能であるため，症例集積状況の管理，CRA (臨床開発モニター) が実施するSDV (Source Date Verification：原資料の直接閲覧) やデータマネジメントなどに利用されている．特に，データマネジメントの観点からは，EDC システムを利用することで，従来の紙媒体の症例報告書を使用した試験とは異なり，CDMSへの転記入力作業が不要となるため，転記ミスなどの人為的エラーを抑制することが可能となる．また，あらかじめ EDC システム内部にロジカルチェック機能を組み込むことで，研究者の入力ミスや測定項目間の不整合データなどに対してエラーメッセージを表示させることもでき，データマネジメント業務を効率的に実施できる[3~7].

しかしながら，EDC システム内部にロジカルチェックを組み込むためには，チェックプログラムの設計費用の発生や，使用する EDC システムの仕様（プログラミング言語等）に沿ったプログラミングスキルを必要とする．さらに，使用する EDC システムの仕様によるチェック内容の制限や，膨大なチェックプログラムを設定する必要があるため EDC システムに負荷がかかり，入力画面の応答性低下に繋がる可能性もある．そのため，EDC システムを導入した研究においても，複雑なロジカルチェックは，EDC システムからデータを出力し，SAS 等のソフトウェアを使用することが一般的である[8].

一方で，プログラミングスキル等の情報処理技術に精通しているデータマネージャーはまれであり，SAS 等を用いたロジカルチェックプログラムの作成に関しても対応できる人材が多いとは言えない状況である．このため，現状はデータマネージャーが目視によりデータをチェック（以下，目視チェック）し，エラー項目を検出している．データのチェック過程では，データの入力内容によって同一条件でのチェックを繰り返す場合もあり，目視チェックは作業効率に課題がある．さらに，データ数や複雑なチェック手順に応じて作業負荷も大きくなり，チェック漏れなどの人為的ミスの可能性も高まる．以上述べたように，研究データの品質管理の観点から，ロジカルチェックを活用することが望ましいとされている[9].

大阪大学医学部附属病院未来医療開発部データセンター（以下，阪大データセンター）では，品質の高い臨床研究を少人数でも効率的に行えるよ

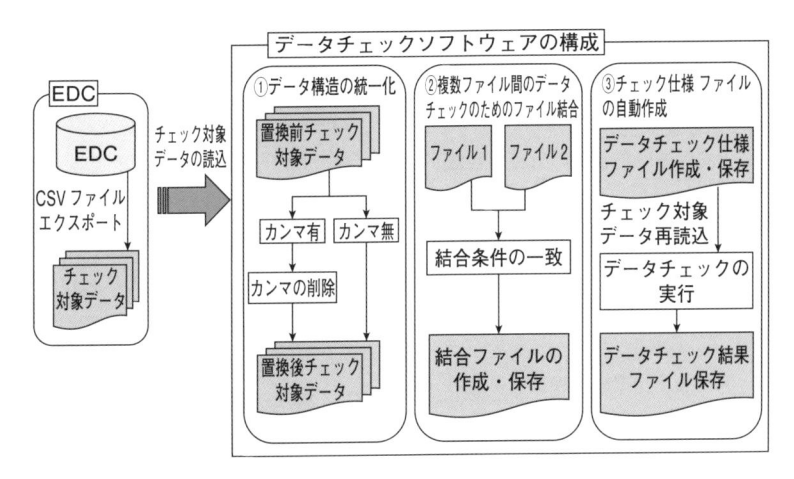

図1　データチェックソフトウェアの構成

う平成22年度からEDCシステムを導入した．現在，データマネジメント業務の作業効率および標準化を目指した様々なデータ品質の向上や業務効率化のためのシステム開発を行っている[10]．その取り組みの一環として，高度なプログラミングスキルを必要とせず汎用的なロジカルチェックが容易に実施可能なソフトウェアが望まれた．しかしながら，プログラミング等の作業を必要とせず，汎用的なロジカルチェックが実施可能なシステムは，現在のところ類例を見ない．

2.　研究目的

　一般的に，EDCシステムに格納されたデータのロジカルチェックプログラムの開発には，一定以上のプログラミングスキルが必要となる．
　本研究の目的は，特別なプログラミングスキルを要することなく，多種多様な臨床試験に対応可能なGUIベースのデータチェックソフトウェア（以下，本ソフトウェア）を開発することで，目視チェックよりも高精度かつ効率的なチェック体系を実現することである．

3.　システム開発

1)　データチェックソフトウェアの構成
　阪大データセンターでは，EDCシステムとして，①電子カルテシステムに組み込まれたテンプレートから入力者の操作によってeCRF（電子症例報告書）へ測定データの引用が可能なClinical study Data Collecting System（以下，CDCS）[11]，②Webブラウザ上で症例報告書の入力画面構築と測定データの入力ができるREDCap[12]を複数の試験において使用している．CDCSおよびREDCapは，保存している測定データをCSV形式で出力する機能を有している．本研究では，これらのEDCシステムから出力したCSV形式データセット（以下，チェック対象データ）に対して使用できるGUIベースのソフトウェアを開発する．さらに，本研究では，様々な臨床研究の収集データにも対応することができるよう，下記の機能を備える．
　①　データ構造の統一化
　②　複数ファイル間のデータチェックのための
　　　ファイル結合
　③　データチェック仕様ファイルの作成
　また，自主臨床研究など資金や予算に限りがある研究でも活用できるようにするため，開発・維持費用を必要としない条件で開発を行う．全体の構成は，図1のとおりである．なお，ソフトウェアの開発には，VB.net Framework 4.0を使用した．

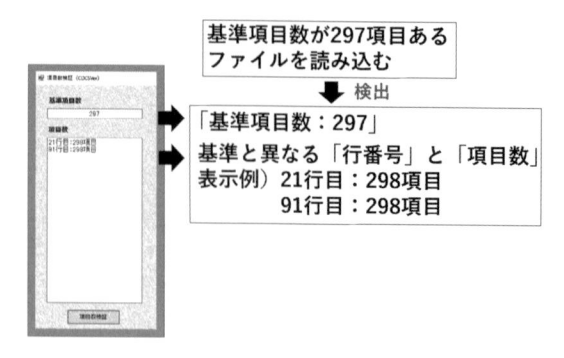

図2　基準と異なるデータ構造検出

2）構成要素

（1）データ構造の統一

データチェックソフトウェアにインポートするチェック対象データは，使用する EDC システムの出力仕様と利用者の入力方式によってデータ構造が異なる．

例えば，英単語入力時の変換ミスにより，コメント欄などの項目にカンマを含んだデータを入力してしまうことがある．カンマが入力されている場合，各レコードの項目数が異なってくるため，正確な項目間のデータチェックが不可能となる．そこで，基準となるデータ構造を各 EDC システムの変数に合わせて設定し，基準と異なるデータ構造を即時に検出する．例えば図2は，基準項目数を297項目と設定した場合であるが，カンマを含んでいることにより298項目と出力され，基準との不一致が検出される．そして検出後，異なるデータ構造のファイルに対し，設定した基準に統一させるため CSV 形式ファイルに含まれるカンマを置換すると，データ構造を統一したファイルが保存される．また，データ構造統一後，GUI 上にて測定データの参照ができる．

（2）複数ファイル間のデータチェックのためのファイル結合

異なるファイル間にある測定データのロジカルチェックを実施するために，EDC システムから出力した複数のファイルを横に結合し，データ構造を変更する機能を組み込む．ファイル結合時には結合方法と結合条件を指定し，実行する．

結合方法は，①結合条件に一致したレコードのみ結合し，ファイルに保存する方法，②同一症例に対して複数レコードからなるファイルと単一レコードからなるファイルを結合し，ファイルに保存する2方法のいずれかを選択する．②の結合方法を実施することで，すべての複数レコードに同じ症例の単一レコードの測定データが結合され，複数レコードからなるファイルのデータチェックを実施できる．また，結合する測定項目を，データマネージャーが指定することにより，必要な項目だけが結合される．

結合条件については，適格基準を満たした症例登録番号や測定データの観察時期などで結合するため，1回の結合につき最大2項目指定できる設定とした．データマネージャーが指定した条件を満たしたデータのみを結合することで，多項目の効率的なチェックを可能とする．

（3）データチェック仕様ファイルの作成機能

チェック対象データをデータチェックソフトウェアにインポートし，以下の8つをデータマネージャーやチェック実施者が GUI 上で指定することにより，チェック仕様ファイルが作成される仕様とする．

① 項目に自動付番された番号（項目番号）
② チェック対象データの項目名
③ ロジカルチェックを実施する項目の選択
④ ロジカルチェックの際に使用する演算子（関係）
⑤ チェックの比較対象となる項目番号（比較項目番号）
⑥ 連続項目チェックを実施する時に用いる項目の選択（連続項目番号）
⑦ 日付，数値を用いて許容範囲の指定（範囲小，範囲大）
⑧ 日付，数値型の指定（データ型）

チェック仕様ファイル作成画面の一例を図3に示す．例えば，項目番号（11）「1日目施行日」が項目番号（86）「8日目施行日」より後の日付となっていないかチェックする場合，比較項目番号に比較対象の項目番号（11），関係に比較演算

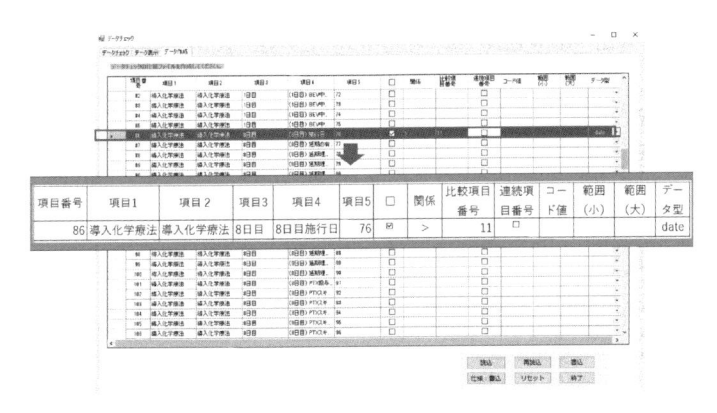

図3 チェック仕様ファイルの作成

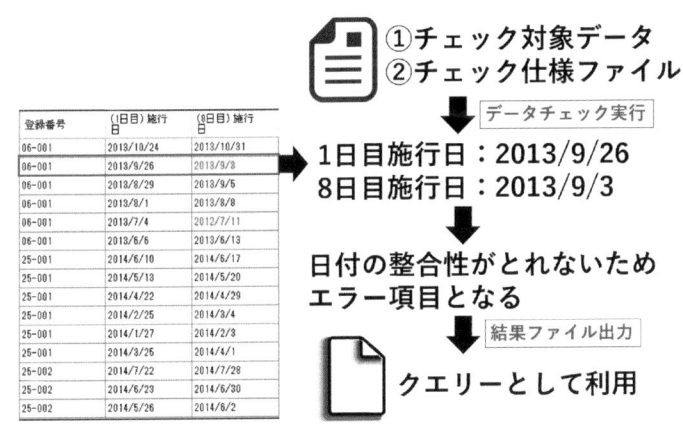

図4 データチェックソフトウェアの実行画面

子などを入力する．その後，日付型の比較となるため，データ型を「date」と指定する．

なお，一度定義したチェック仕様ファイルは，保存すれば再定義することなく使用できる．

3）データチェックソフトウェアの実行

まず，3.2.3で示した8つを指定してチェック仕様ファイルを作成する．

次に，①「チェック対象データ」，②「チェック仕様ファイル」および③「ロジカルチェックの実行結果を出力するファイル（以下，結果ファイル）」の3ファイルを選択し，プログラムを実行する．

実行後，プログラムによって読み込まれた①「チェック対象データ」と②「チェック仕様ファ

イル」が照合され，チェックに必要な項目を判別する．そして，比較対象項目とチェックパターンが選択され，チェックパターンに応じたプログラムが動作することで，正しいデータとエラー項目を表示する．

図4において，「1日目施行日」と「8日目施行日」を比較し，「8日目施行日」が「1日目施行日」より前の日付であったら，エラー項目とするチェックを実行させた結果である．

エラー項目と判断された測定データは，即時に判別できるよう，文字色が黒から赤へ変わり，エラー件数の把握も可能である．エラー項目，エラー内容，測定データは，CSV形式またはテキスト形式で結果ファイルに出力される．結果ファイル

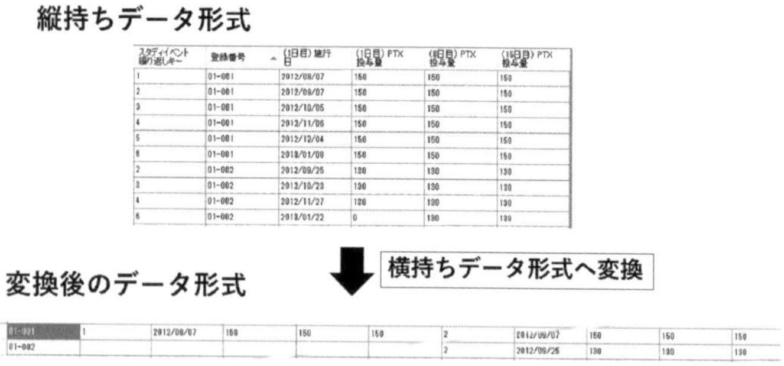

縦持ちデータ形式

変換後のデータ形式　←　**横持ちデータ形式へ変換**

図5　測定データを横持ちのデータ形式へ変換

は，後に研究者へ問い合わせ事項（クエリー）として発行する．

　また，ロジカルチェックだけでなく，測定データの閲覧性を高めるため，観察時期に応じて縦で収集している同一症例の測定データを，横持ち形式へ変換する機能を加えた．

　データマネージャーが横持ち形式に変換したい測定項目を指定することで，測定データが観察時期に応じて横持ち形式へ変換され，「臨床検査値」，「薬剤投与量」等の測定データの推移や未入力項目が GUI 上で確認できる．そのため，「臨床検査値」の推移や「薬剤投与量」の増減，未入力項目等を把握することができる．

　図5は，抗がん剤を1コース（4週間）複数回投与し，1コースを繰り返し複数コース実施した試験において，「コース番号」，「登録番号」，「1日目施行日」，「1日目投与量」，「8日目投与量」，「15日目投与量」の縦で収集していた測定データを，横持ち形式へデータ変換した図である．「登録番号」を軸とし，同一「登録番号」の測定データ数だけ，その他の測定項目が横へ並んでいく．

4．システム評価

　阪大データセンターがデータマネジメント業務を担当している2つの臨床研究のデータチェック作業に対して開発したソフトウェアを適用し，目視チェックよりも高精度かつ作業効率が向上したか否かを判断するため，ソフトウェアの機能評価を実施する．

表1　評価対象試験の情報

	症例数	施設数	利用したEDC	チェック実施症例数	チェック項目数
試験1	116	19	CDCS	27	270
試験2	35	1	REDCap	3	743

表2　検証者の情報

	試験1		試験2	
	評価者1	評価者2	評価者1	評価者2
データマネージャー経験年数	2	10	2	2
年齢	30代	40代	30代	30代
性別	F	F	M	F

1）評価の方法

　評価対象試験は，現在，阪大データセンターにて使用している EDC システム（CDCS と RED-Cap）ごとに1試験を選ぶ．1試験につきデータマネージャー2名で，「本ソフトウェアを使用したロジカルチェック」と「目視チェック」に関して，欠測の有無，日付，測定項目間の不整合性をそれぞれチェックし，作業に要した時間（効率性）とチェック結果の一致率（正確性）を比較する．これらの試験のデータチェック項目数は，それぞれ270項目，743項目とする．評価対象試験の情報を表1に，検証者の情報を表2に示す．

　効率性（本ソフトウェアを使用したロジカル

表3 評価結果

	試 験 1		試 験 2	
	評価者1	評価者2	評価者1	評価者2
ロジカルチェック				
①データ構造確認	10分	10分	10分	10分
ファイル結合	6分	10分	10分	15分
仕様作成	9時間	13.5時間	26時間	30時間
②チェック実行	1分	1分	1分	1分
③目視確認	54時間	50時間	6時間	6時間
ロジカルチェック合計時間[*1] (1症例目)	9.5時間	14時間	26.5時間	30.5時間
ロジカルチェック合計時間[*2] (2症例目以降)	7時間(17分)	9時間(21分)	1時間(21分)	1.2時間(26分)
ロジカルチェック総合計時間[*3]	70.5時間	73時間	27.5時間	32時間
目視チェック				
目視チェック合計時間 (1症例)	5時間	4.5時間	11時間	13時間
目視チェック総合計時間 (全症例)	135時間	121.5時間	33時間	39時間
1症例あたりの短縮時間	4.8時間	4時間	10.5時間	12.5時間
短縮時間	64.5時間	48.5時間	5.5時間	7時間
チェック結果の一致数 (論理チェック/目視チェック)	270/270	270/270	737/743	743/743
一致率 (％)	100.0	100.0	99.2	100.0

[*1] 1症例目のロジカルチェック所要時間は,「①(データ構造確認,ファイル結合,仕様作成)+②」
[*2] 2症例目のロジカルチェック所要時間は,1症例目と同様のチェック仕様ファイルを使用した場合「(①データ構造確認,ファイル結合)+②」
[*3] ロジカルチェック総合計時間は,「1症例目のロジカルチェック合計時間+2症例目以降ロジカルチェック合計時間+③」

チェックの作業に要した時間)については,①ロジカルチェックの準備(データ構造の統一化・ファイルの結合・チェック仕様ファイル作成に要した時間),②チェック実行時間,③エラー項目確認時間を,それぞれの工程ごとに計測し,①②③の合計と目視チェック作業に要した時間を比較する.

また,正確性については,本ソフトウェアを使用したロジカルチェックと目視チェックの一致率を求め,一致率が99％よりも高ければ正確なチェックが実行されたと見做す.チェック結果に不一致がある場合は,原資料を確認し,エラーを特定する.

2) 評価の結果

開発したソフトウェアを実際の臨床研究に適用した結果,作業時間を目視チェックと比較すると,試験1において,評価者1は64.5時間(135時間→70.5時間),評価者2は48.5時間(121.5時間→73時間)短縮し,試験2においては,評価者1が5.5時間(33時間→27.5時間),評価者2が7時間(39時間→32時間)短縮した.

さらに2症例目以降における1症例あたりの短縮時間は,試験1において,評価者1は4.8時間(5時間→17分),評価者2は4時間(4.5時間→21分)短縮し,試験2においては,評価者1が10.5時間(11時間→21分),評価者2が12.5時間(13時間→26分)短縮した.これにより,開発したソフトウェアが業務の効率化に繋がることが示唆されたといえる(表3).

また,本研究で開発したソフトウェアを用いたロジカルチェックにより抽出されたエラーと,目視チェックにより抽出したエラーの一致率は,いずれの試験および評価者においても高かった(99.2％〜100％).不一致となった項目(6個)

表 4　目標参加者数の調査結果

試験の種類	平均値	中央値	再頻値	最小	最大	試験数（N）
観察	4946.4	145.5	100	8	780000	208
介入	132.15	48	20	1	6000	371
その他・メタアナリシス等	2963.2	600	300	10	35674	18
全体	1894.8	60	100	1	780000	597

について原資料を確認したところ，いずれも目視チェックの誤りで，本ソフトウェアを用いたロジカルチェックでは正しい結果であった．開発したソフトウェアが，各試験の正しいデータとエラー項目を正しく判断していることが確認できた．

5．考　察

1）評価結果の考察

本研究で開発したソフトウェアを用いることにより，高度なプログラミングスキルを必要とすることなく，簡単なマウス操作でロジカルチェックプログラムを作成することが可能となった．

本ソフトウェアの実行結果の確認は目視で行う必要があるが，エラー項目を可視化する機能を備えているため，より短時間かつ容易に実施可能であった．開発したソフトウェアの検証において，1症例目の作業時間は，チェック仕様ファイルを作成するため，チェック項目数に応じた作業時間を要するが，2症例目以降の作業時間は，同様のチェック仕様ファイルを活用できるため，作業時間が大幅に短縮した．

また，本研究で検証した人数や試験数は少ないが，使用する EDC システム，臨床研究の規模，チェック項目数，利用者に関わらず，いずれも作業時間の短縮化が認められた．試験規模が大きい臨床研究やチェック項目数が多い臨床研究の業務効率化に有用であると考える．

そして，観察時期に応じて必要な測定データを横へ展開し出力することができる機能を搭載したことにより，データチェックのみならず，研究者へ進捗状況を報告するための一覧表作成ツールとしても役立つと考えられる．

2016 年 7 月～12 月の期間における大学病院医療情報ネットワーク研究センター（UMIN）の臨床試験登録システム[13]より，臨床研究の目標参加者数を試験の種類に関わらず集計したところ，平均値は 1,894 例，中央値は 60 例であった．本研究で検証した臨床研究の症例数は，国内で実施されている臨床研究の標準的な症例数であると考えられる．なお，臨床研究の目標参加者数を検索するにあたり検索した条件は，試験のフェーズ（該当せず）・試験実施地域（日本）である（表 4）．

2）今後の予定

今後は，実地の臨床研究に導入して運用するなかで，必要に応じて試験特有のチェックを実施する機能を追加し，Web ブラウザ上でも使用できる仕組みにするなど，データチェック機能のさらなる機能の拡充を図る．

さらに，本ソフトウェアを治験などの臨床研究にも適用するためには，開発した本ソフトウェアが業務の目的に沿って正しく動作されることを保証しなければならない[14,15]．そのため，本ソフトウェアの信頼性について，厚生労働省等が制定した「コンピュータ化システム適正ガイドライン（CSV ガイドライン）」に基づきコンピュータ化システムバリデーション（CSV）を実施する．なお，CSV を実施する際は，「臨床研究に関する倫理指針」や GCP 省令など，関連する規則を遵守し，信頼性を確保する予定である．

6．結　論

本研究で開発したソフトウェアは，臨床研究におけるデータチェック作業の効率化に寄与しうることをシステム評価により示した．

近年では，多くの医療機関において医師主導型の臨床研究を支援するためのいわゆるデータセン

ターが設立され，質の高い臨床研究を効率的に実
施できるデータマネージャーが求められている．
設立初期のセンターは，少数の人材体制で臨床研
究を支援しなければならないケースが多いうえ
に，情報処理技術と医学的知識を備えたデータマ
ネージャーの確保も容易でないと考えられる．

　本研究で開発したソフトウェアは，リソースが
十分ではないアカデミアデータセンターにおいて
も，臨床研究遂行の効率性や研究データの品質を
高めることができると考えられる．

　今後は，本ソフトウェアに対して CSV を実施
し，臨床研究を実施している各診療機関等で広く
活用していけるよう無償で配布することを検討し
ている．

参 考 文 献

1) 臨床研究・治験活性化5か年計画2012. 文部科学省・
厚生労働省．2012.
[http://www.mhlw.go.jp/topics/bukyoku/isei/chik
en/dl/120403_3.pdf. (cited 2016-Nov-11)]

2) 齋藤俊樹，齋藤明子，近藤修平，他．臨床研究中
核病院における臨床試験データの電子化への取り
組み. *RMSP* 2015：**5**, 1：61-71.

3) 横堀　真．臨床研究の質向上に必要なデータマネ
ジメントの役割．医学のあゆみ 2013；**244**, 13：
1185-1189.

4) 谷川雅俊，飯塚智子，松本卓之，他．医薬品の使
用成績調査における症例データ収集方式の比較―
電子的調査票方式と紙調査方式―．医療情報
学 2009；**28**, 5：251-258.

5) Susanne P. Practical Guide to Clinical Data Man-
agement (Third Edition), 37-42. CRC Press, U.S,
2011.

6) 日本製薬工業会医薬品評価委員会 統計・DM 部会.

部会資料．臨床試験データの品質管理．医薬出版
センター，2009.
[http://www.jpma.or.jp/information/evaluation/
publishing_center/pdf/012.pdf. (cited 2016-Nov-
11)]

7) Eleanor M. Management of Data in Clinical Trials
Second Edition (Wiley Series in Probability and
Statistics), 56-75. Wiley-Interscience, U.S, 2007.

8) 三郎丸　清，古竹美保，岩田和泰，他．EDC を使
用した臨床試験の進め方，23-25，技術情報協会，
2008.

9) 日本製薬工業協会，医薬品評価委員会 統計・DM
部 会. Good Clinical Data Management Practices
日本語版．医薬出版センター，2010.

10) 神宮司希和子，他．大阪大学におけるデータマネ
ジメント業務の効率化に向けた取り組み～Med-
DRA コーディングツールの開発～．日本臨床試験
学会第7回学術集会総会，名古屋国際会議場，
2016.

11) 真鍋史朗，服部　睦，武田理宏，他．電子カルテ
連動型臨床研究データ収集システムの開発．医療
情報学 **36** (Suppl.)：1200-1203, 2016.

12) Paul A. H, Robert T, Robert T. Research elec-
tronic data capture (REDCap)-A metadata-driven
methodology and workflow process for providing
translational research informatics support. *Journal
of Biomedical Informatics* **42**：377-381, 2009.

13) 大学病院医療情報ネットワーク研究センター.
http://www.umin.ac.jp/

14) 日本製薬団体連合会品質委員会．改訂 医薬品・医
薬部外品製造販売業者等におけるコンピュータ化
システム適正管理ガイドライン解説．じほう，
2012.

15) 萩原健一，鈴木桂子，嘉斎英男，他．コンピュー
タ化システム適正管理 対応実務とドキュメント作
成 事例集，技術情報協会，2013.

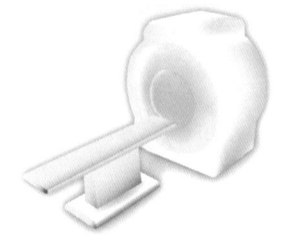
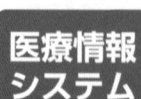
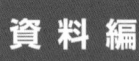
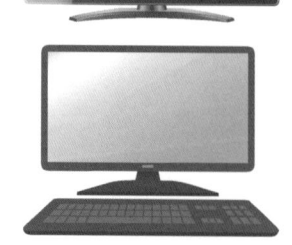

資　料

問診票データの二次利用における
紙問診票テキストデータ化システムの開発と検証

藏本　裕士[*1]　中西　義孝[*2]　有働　功一[*3]　岩崎　祐樹[*3]
Carlisle St Martin[*4]　大塚　昌子[*5]

これまで医療情報の統計において，問診票を研究者が1枚ごとに手作業で集計する必要があり，問診票から患者の主訴を反映した統計は行いづらかった．これらの解決方法として，iPadなどのタブレット端末を利用した電子問診票が使用されてきているが，外来患者の多くは高齢者でありタブレット端末の使用が困難である．問題解決のために，従来どおり，患者は紙の問診票に記載し，看護師がスキャナでスキャンし，記載した内容を，OCR技術および画像解析技術を用いてテキストデータ化するシステムを民間病院にて開発・検証した．本システムによって，電子カルテ上の一次利用の支援に加え，研究者の二次利用の効率化が図れた．導入病院においては問診データの二次利用により，医療情報の学術統計などに利用できることを実証できた．また，電子カルテの大規模な改修を伴わずに，既存電子カルテに追加する形で，容易に導入できることも，本システムの利点と考える.

■キーワード：問診票，電子化，OCR，二次利用

A Medical Paper Questionnaire Scanning and Verification System for Secondary Usage:
Kuramoto Y[*1], Nakanishi Y[*2], Udo K[*3], Iwasaki Y[*3], Carlisle St M[*4], Otsuka S[*5]

In the past, collecting medical statistics based on patients' main complaints was difficult, as researchers had to manually compile information from medical questionnaires. The solution was to use terminals, such as iPads. However, most of the patients visiting hospitals would be elderly people, and using such terminals was difficult for them. To address this problem, nurses will require patients to fill out their medical paper questionnaires as before, and then using OCR technology, the nurses will scan the questionnaires on a scanner; these will then be digitized and verified by a system that we developed. Demonstrating that the system could be used as a primary method to collect medical records and can also be used as a secondary method to

[*1]熊本大学大学院 自然科学研究科
　〒860-8555　熊本市中央区黒髪2丁目39番1号
[*2]熊本大学大学院 先端科学研究部
[*3]大腸肛門病センター高野病院
[*4]Carlisle St. Martin, MD USA
[*5]有限会社 Integra System
　E-mail：kuramoto@integra-system.jp
受付日：2016年11月24日
採択日：2018年3月27日

[*1]Graduate School of Science and Technology, Kumamoto University
　2-39-1 Kurokami Chuo-ku, Kumamoto, 860-8555, Japan
[*2]Faculty of Advanced Science and Technology, Kumamoto University
[*3]Coloproctology Center, Takano Hospital
[*4]Carlisle St. Martin, MD USA
[*5]Integra System, Inc.

aid and support management is possible. It is also an advantage that this system can easily be introduced in the form of adding it to the existing electronic medical record without accompanying large-scale repair of the electronic medical record.

Key words：Medical questionnaires, Digitalization, OCR, EMR

1.　はじめに

　医療機関に受診した際に初診の場合は，まず問診票の記入が必要になる．**表1**は医療統計として初診患者数をホームページ上に掲載している市民病院を抜粋し，その初診患者数を記載したものである．これによると1年間の平均初診患者数は21,891人であり，市民病院の規模であれば，年間に平均21,891枚の問診票が記載されることになる．問診票を利用した統計は，2004年の福田らの報告[1]［福田光男，2004］において，750枚の問診票を利用，2008年の花井らの報告[2]［花井禎，2008］では621枚の問診票を利用，2007年の平賀らの報告[3]［平賀　裕，2007］では499枚の問診票を利用して研究を行っていることがわかる．しかし，前述の通り，市民病院においては平均21,891枚の問診票が記載されているため，前述の研究において母数が少ないことがわかる．このように問診票の統計に利用される件数が少ない理由の一つとして，問診票の集計のしづらさがあげられる．問診票のように細かい内容を，データ化するには非常に多くの労力がかかる．例えば，1枚の問診票をEXCELなどに入力するのに2分かかったと仮定した場合，前述の市民病院規模における1年間分の問診票の入力時間は，

　2分×21,891枚＝43,782分÷60分＝730時間

であり，1日8時間の入力作業を行うとして，92日かかることになり，非現実的である．これらの統計を素早く行うためには，問診票を記載してもらったその時に，問診票をデータ化する必要がある．しかし，現在の医療現場において問診票のデータ化は，問診票をスキャンして画像化してPDFに変換し，電子署名を行い保管する方法が一般的である．そこで，画像としてではなくテキストデー

表1　市立病院発表の初診患者数

病院名	年度（年）	初診患者数（人）
綾部市立病院	2014	15,616
富士吉田市立病院	2015	16,011
市立奈良病院	2016	30,819
砂川市立病院	2016	26,498
藤枝市立病院	2016	20,509
合　　計		109,453
平　　均		21,891

出典
綾部市民病院：http://www.ayabe-hsp.or.jp/about/iryoutoukei.html
富士吉田市立病院：http://www.fymh.jp/div/manage/pdf/toukei/toukei27.pdf
市立奈良病院：http://www.nara-jadecom.jp/html/hospital/result/result_h28.html
砂川市立病院：http://www.med.sunagawa.hokkaido.jp/outline/files/201703-ka-gai.pdf
藤枝市立病院：http://www.hospital.fujieda.shizuoka.jp/yoshiki/hospital/k-toukei/syoshin-saishin-8.pdf

タ化したい医療機関においては，事務スタッフまたは，研究者がテンプレートと呼ばれる電子カルテ内に独自の入力フォームを作成し，そのフォームに入力作業を行う方法がある．2011年の黒田らの報告[4]［黒田知宏，2011］において，電子カルテのテンプレート利用方法が示されている．テンプレート利用する方法は統計において有効的であり，素早い二次利用が可能である．しかし，この方法では，入力するための人員が必要であり，前述の92日をその都度行っているだけで，時間と人員コストがかかることに相違はない．

　これらの解決方法として，iPadなどのタブレット端末を利用した問診票が使用されてきている．2011年の森野らの報告[5]［森野忠夫，2011］ではiPadを利用した方法において，入力の簡単さと，統計時の解析にかかる時間の短縮について有用性

が示されている.

しかし，平成25年国民生活基礎調査[6][厚生労働省, 2013]では，65歳以上の高齢者の約69%が通院しており，75歳以上になると約74%が通院している．そのため，通院している患者の一部に高齢者が含まれ，iPadなどのタブレット端末を利用することが困難な可能性がある．平成28年にiPadを使った問診票のデモアプリを看護師25名へ試用してもらい，アンケートに回答してもらった．前記アンケートの設問「高齢者へのiPadを使った問診票の利用は可能と思いますか．」に対し，「あまりいいと思わない」が24%，「全くいいと思わない」が76%となった．また，アンケートの設問「高齢者以外へのiPadを使った問診票の利用は可能と思いますか．」に対しても，「あまりいいと思わない」が28%，「全くいいと思わない」が48%となり，過半数以上がiPadを使った問診票の導入に反対であった．自由記載欄には「高齢者や体調の悪い患者にiPadを利用させると患者への負担になる．」という意見が多く，看護師のiPadを利用した問診票への不安が高く，導入が難しいことがわかる.

2. 目 的

そこで，今までと同様に患者からは紙の問診票に記載してもらい看護師や事務スタッフが問診票をスキャナでスキャンすることで，患者が記載した内容を，OCR技術および画像解析技術を用いてテキストデータへ変換するシステムの開発を行う.

OCR技術を用いた方法として，2015年のLi Xらの報告[7][Li X, 2015]によると，カメラで撮影されたPHR (Personal Health Record)の構造化データを抽出するアプローチを提案している．しかし，Li Xらのアプローチは印字された文字の読み取りである．本システムでは，患者が記載する問診票をテキストデータ化する必要があり，そのテキストデータは即座に診察に使う必要があるため，Li Xらとは異なるアプローチを行う必要がある．本研究では，導入コストを安価に

問診票が正確にテキストデータ化され，二次利用を素早く簡単にできるシステムの開発・検証を目的とする.

3. 構 成

システムの全体構成を図1に示す．本システムは本システムをインストールする電子カルテ端末，問診票を読み取るスキャナ，スキャンデータ保存するNAS，問診票の設問位置と種類が保管されたマスタデータ，院内のPACSから構成される.

まず，患者が問診票を記載する．記載が終わり看護師に呼ばれると問診聴取場所へ移動し，看護師に問診票を渡し，主訴を伝える．次に看護師が問診票をスキャンし，テキストデータ化を行う．テキストデータ化された内容は図2の画面に表示され，そのテキストデータとスキャン画像を比較して，正しく入力されているか確認を行う．また，入力が必要な文章などがある場合は，キーボードによる入力を行う．テキストデータおよび入力の確認が終わり，看護師が問診票の保存を行うと，テキストデータと必要な部分の画像データはNAS (Network Attached Storage)へ保存される．ここでオリジナルのスキャンデータはPACSへ電子署名付きで送信される．次に医師は，診察室に患者を呼び電子カルテ端末より本システムを起動すると図3の画面が表示され，先ほどスキャンしテキストデータ化された問診票を閲覧することができる．閲覧後，画面の「クリップボードに保存して閉じる」(図3-A)をクリックすることで，テキストデータ化された内容を元に患者の主訴を自動的に文章化しクリップボードにコピー，電子カルテのカルテ記載欄へ貼り付けることができる．また，保存されたテキストデータはmdbに保存されるため，統計への二次利用が容易となる.

1) 安価な実現

(1) 電子カルテとの非連携

テキストデータ化された問診内容は，電子カルテ上に保存することが理想である．しかし，電子カルテベンダは様々であり，各電子カルテベンダ

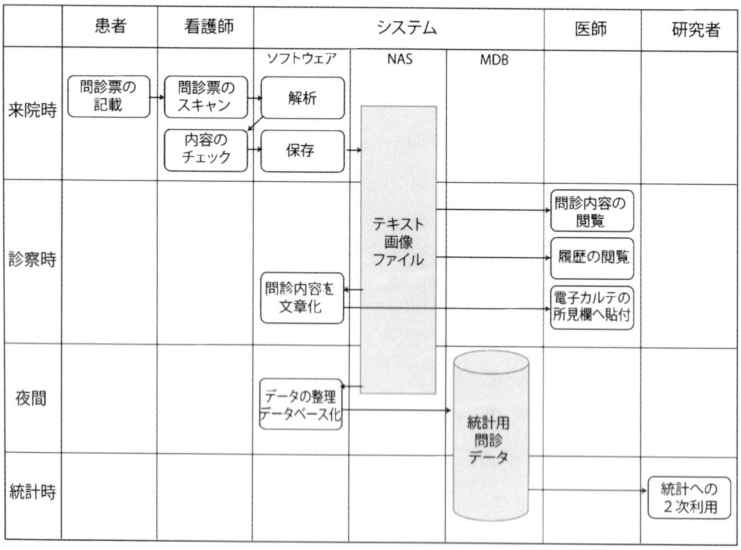

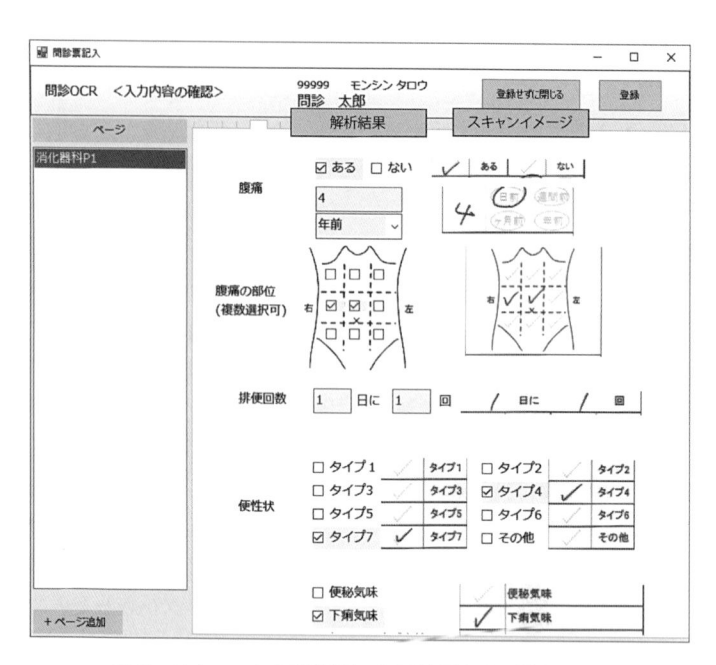

図 1　本システムの構成

図 2　スキャンした問診票の解析結果および修正画面

に対応することは容易ではない．特に，電子カル
テベンダ側が対応することができない場合が多
く，もし連携ができたとしても多額の費用がかか
る．そこで，問診票のデータは独自に NAS に保
存し，電子カルテには患者 ID をパラメータとし
本システムを起動するボタンのみ配置する．これ

により，連携費用を必要とせず問診データを電子
カルテで利用しているように見え，医師や看護師
は違和感なく本システムを利用することができ
る．

（2）データベースの不使用

通常，問診票などの医療データは SQLServer

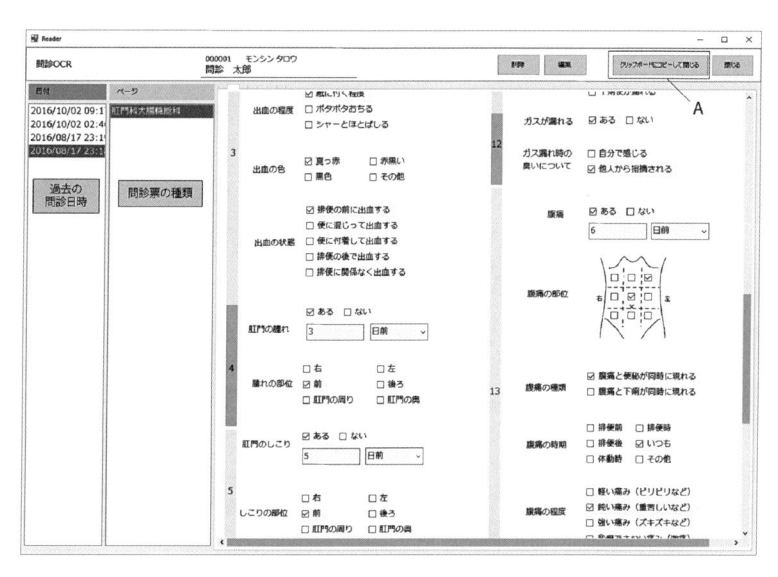

図3　問診履歴の閲覧画面

や Oracle, Caché などのデータベースが使用される．しかし，これらのデータベースはソフトウェアコスト，ハードウェアコスト，メンテナンスコストがかかる．そこで，主要として使うデータはすべてテキストファイルに保存して利用する．患者検索や日付検索ができるよう，フォルダ名，ファイル名にそれぞれキーとして命名し，インデックスとして利用する．これにより，高速に指定の問診票へアクセスできる．また，統計用としてテキストデータ化したデータをmdbに保管し，統計時はこれを複製して利用する．mdbをメインとして運用上で使用しない理由は，複数人が同時に使用した場合，性能が極端に落ちるうえ，破損の危険性があるからである．

2）問診票の保存内容

スキャンされた問診票は，次の項目に分けて保存される．

① チェック項目．例えば，痛みの「ある」「ない」，痛みの具合「強く痛い」「軽く痛い」などは，選択項目ごとに「True（選択）」「False（非選択）」にてテキストデータ化される．

② 選択項目．例えば，「日前」「ヵ月」「年」などの選択項目はそのままテキストデータ化される．

③ 数字項目．例えば体温，日付，回数などはそのままテキストデータ化される．

④ 数字以外の文章による記入欄で統計利用性の高い項目．例えば，より細かい症状などは看護師へ手入力を促す．

⑤ 数字以外の文章による記入欄で統計利用性の低い項目．例えば，家族の職業や家族の病歴などは患者が記載した部分を画像に変換して保管する．画像にて保管した項目は履歴として表示はできるが，統計へは利用ができない．

3）問診票のマスタデータ

問診票に設置された設問がどの位置に印刷されているかを示す座標と，その設問の種類（前述2-①から⑤）を保管したマスタデータを用意する．また，用紙の位置補正用マーク位置の座標を保管する．スキャンされた問診票は，このマスタデータに保存された設問の座標，設問の種類に従い，認識処理を行う．

4）テキストデータの整理

NASへ保存されたテキストデータをmdbへ変換して保存する際，患者が記載した内容のままでは統計に利用できない場合がある．例えば，頻度などを記載する設問は，"3～5"などの曖昧な記載をしている場合がある．これらのそのままでは

表2 数字項目に記載された整理が必要なテキスト
データ (n＝291)

エラー内容	記載例	件　数
．が記載	1.2	12
・が記載	2・3	5
˜が記載	2˜3	89
〜が記載	2〜3	17
日本語で記載	本日，半年	41
その他	以前より	127
総　　　計		291

mdb へ保存できない内容を次の方法で整理して
mdb へ保存する．

（1）チェック項目

「痛みはありますか．」などの設問に対し，"は
い"，"いいえ"などのチェック項目は，テキスト
ファイルには，"True"，"False"が保存される．
これは，プログラム上，チェックボックスを操作
するコードにおいて，"True"はチェックを付け
る，"False"はチェックを外す指示となるためで
ある．統計利用時には，"True"や"False"の
数をカウントすることにより，設問に対する合計
を知ることが可能となる．しかしそれでは，関数
などを利用し集計を行わなければならないため，
手間と時間がかかる．そこで，mdb で保存する
際に，"True"であれば"1"に変換，"False"
であれば"0"に変換する．これによって，変換
された"0"と"1"を足し合わせるだけで合計
を取得することができる．特に，EXCEL を利用
した場合，グラフやピボットテーブルにもそのま
ま利用することができる．

（2）数字項目

「いつから痛み始めましたか．」などの日数や回
数を回答する数字項目の場合，0〜9 の数値が記
載されていることが望ましいが，本システムの実
証期間中に読み込んだ問診票全 6,070 件のうち，
291 件に数値以外の内容が記載されていた（表2）．
この数字以外の内容は次のアルゴリズム（図4）
にてデータ整理する．

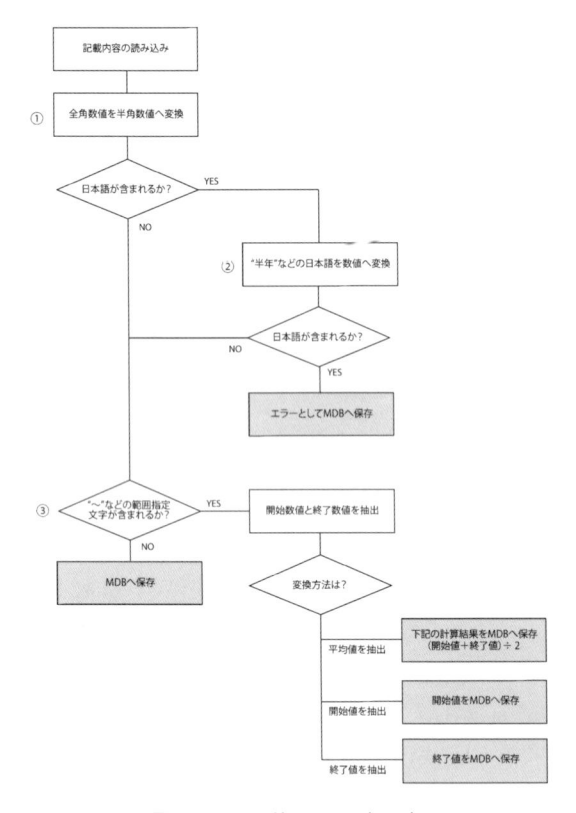

図4　データ整理アルゴリズム

① 全角数字が記載されている場合，すべて半
角数字へ変換する．

②"半年"などの期間がわかる日本語で記載さ
れている場合，数字へ変換する．

③ 数値と数値の間に"˜"や"-"，"・"，"か
ら"などの範囲指定文字列が含まれる場合，開始
値と終了値を抽出する．

④ 予め設問ごとに次の A から C の整理方法を
指定しておき，整理する．

A.「平均値を抽出」する．例えば，"1〜5"と
記載がある場合，③にて抽出した

（開始値"1"＋終了値"5"）÷2

にて平均値を取得する．この場合，数値は"3"
に整理され mdb に保存される．

B.「最小値を抽出」する．例えば，"1〜5"と
記載がある場合，③にて抽出した開始値"1"に
整理され，mdb に保存される．

C.「最大値を抽出」する．例えば，"1〜5"と

表3 10枚の画像をOCR処理した場合の平均処理時間

解像度	平均処理時間（秒）
300 dpi	5.2
250 dpi	4.5
200 dpi	3.2
150 dpi	2.7
100 dpi	2

記載がある場合、③にて抽出した最大値 "5" に整理され、統計に利用しやすいように mdb に保存される。

5）電子カルテとの連携による統計

本システムには、患者IDとテキストデータ化された同診票のデータが保存されているが、その他の患者データは含まれていない。統計を行うに当たって、電子カルテから、統計で利用したい患者情報を抽出する必要がある。近年の電子カルテは、患者情報をエクスポートする機能を有する場合がある。例えば、2007年山本らの報告[山本景一、2007]ではIBM社製電子カルテの情報を二次利用できるように、そのレプリケーションした OPEN DB を設置し、自由に電子カルテ情報を電子的に利用できるようにしている。このように、エクスポートされた患者情報と、同診票のテキストデータ化された患者情報を紐付けることで、患者情報と同診票情報を利用でき、より細かい統計を作成することができる。

6）セキュリティ

本システムが NAS へテキストファイルと画像を保存する際、両ファイルは暗号化して保存される。NAS の置かれるネットワークは電子カルテ用のネットワーク上であり、外部との接続を行っていない。さらに、NAS のディスクボリューム自体を、256ビット AES により暗号化しているため万が一 NAS が盗難されても複合化は困難である。さらに、NAS に保管されているファイルへのアクセスログを記録しているため、不正な改ざんを記録、抑制することができる。

4．実証と結果

1）OCRによる正確なテキストデータ化

本システムを実証するため、読取り精度を95％以上にするため、実証運用においてそれが95％以上になるよう、設定の改善やアルゴリズムの改善を行った。

（1）スキャン設定

まず、最適なスキャン色数、スキャンサイズを設定する必要がある。スキャン色数はチェック項目の認識や数字認識において、白黒2値が一般的であるが、画質が悪く閲覧する場合、画質が悪く可読性が低下する。また、画像サイズにおいて、日本のe-文書法では、200 dpi以上を指定している。しかし、解析するに当たり、画像サイズが大きいと、処理にも時間がかかる（表3）。そこで、スキャン時点では、300 dpiのグレースケールでスキャンし、PACSへ保存する。さらに、前述のグレースケール画像をシステム上で150 dpiへ縮小、白黒2値化を行い、解析する。

（2）画像の位置補正

スキャンした画像は、スキャンへの用紙のセットの仕方により、スキャンごとにズレが生じる。そのため、マスタデータの座標と上下左右の位置が異なる。そこで、同診票に補正用のマークを付け、全体の位置を移動する。

①左上へのマーク

同診票の開始位置を取得するため、左上に「■」マークを印字する。スキャンされた画像を左上から1 px ずつ色を調べ、黒色が3 px以上続く場合、マーク位置と認識し、開始位置を取得する。スキャンされたマークとマスタデータのマーク位置を比較し、スキャンされた画像を上下左右へ移動することにより補正を行った。この補正による開始位置のマスタ位置との整合性は100％であった。しかし、画像全体のマスクと比較した場合の補正精度は85％であった。

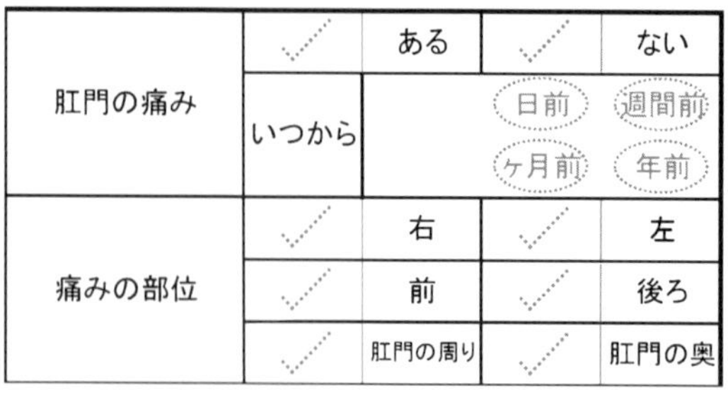

肛門の痛み	✓	ある	✓	ない
	いつから	日前	週間前	
		ヶ月前	年前	
痛みの部位	✓	右	✓	左
	✓	前	✓	後ろ
	✓	肛門の周り	✓	肛門の奥

図 5　問診票に印刷したウォーターマーク

表 4　しきい値別認識率

しきい値（％）	認識率（％）	備　　考
80	20	すべて〝False〟で認識
70	20	すべて〝False〟で認識
60	20	すべて〝False〟で認識
50	20	すべて〝False〟で認識
40	70	
30	100	
20	80	すべて〝True〟で認識
10	80	すべて〝True〟で認識

② 四隅へのマーク

①において起こる 15％の補正エラーを調べたところ，スキャナへ用紙を斜めにセットすることによるズレが発生することや，スキャナの特性により，スキャナで読み込んだ画像が伸び縮みすることがわかった．そこで，用紙の四隅に「■」マークを印字し，スキャンした四隅の位置を，マスタデータの四隅のマーク位置に合わせて，透視投影変換による補正をかける方法を試みた．はじめに，C# による補正アルゴリズムを開発し，上下左右の位置を 1 px ずつ移動し補正した．前述アルゴリズムにて補正に必要な時間は約 3 秒であった．しかし，看護師にとって 3 秒は長い．そこで，openCV の透視投影変換行列を利用した．C# より openCV を利用し変換することで，速度は 0.2 秒と高速に行うことができた．この補正によりマスタデータと比較した場合，四隅のマーク位置の補正精度を 100％にすることができた．

（3） チェック項目，選択項目の認識

マスタに設定しているチェック項目や選択項目の位置より，スキャン画像をトリミングし認識処理を行う．チェックマークや選択マークの認識処理はトリミングした画像の黒の割合を求める．しかし問診票には患者が記載しやすいように，図 5 のようにチェックおよび選択のウォーターマークが印字されている．チェック項目および選択項目の認識は，✓ 点チェックをつける患者や × をつける患者，○ をつける患者など様々な形状を想定できるため，形状認識ではなく黒と白の割合を求める．そのため，白黒 2 値化を行う必要があるが，

白黒 2 値化を行う場合，しきい値を設定する必要がある．白黒 2 値化のしきい値は，明るさの割合であり，低く設定すると，より濃い画像になり，高く設定すると，より薄い画像になる．チェック項目および選択項目におけるしきい値は，ウォーターマークが消え，かつ患者が記載したマークが残る値に設定する必要がある．しきい値を高く設定しすぎると，患者がチェックした内容も消えてしまい，常に「False」を出力してしまう．逆にしきい値が低すぎる場合は，ウォーターマークが写り込み，常に「True」を出力してしまう．そこで，しきい値別に読取り率を比較した結果を表 4 に表す．本結果の通りチェックマークが正常に読み取れる範囲が 30〜39％内であった．そのため，しきい値を 30％として利用することで，チェックおよび選択項目の読取り精度を 100％にすることができた．

（4） 数字項目の認識

数字項目を認識するため，マスタに設定している数字項目の位置より，スキャン画像をトリミングし認識処理を行う．この際トリミングした画像すべてを OCR エンジンにかけると，38％誤認することがわかった．この誤認を防ぐため，図 6 のように 1 文字ずつトリミングし，余白を付けて OCR エンジンで認識する．1 文字ずつのトリミングは，次のアルゴリズムにて行う．①連続する黒の始点を抽出，②始点位置より白の連続する位

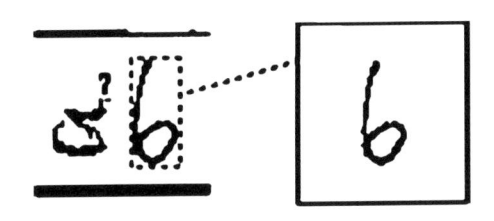

図6　スキャン画像から文字の抽出と余白の追加

表5　問診票100枚の項目別認識率（n＝100）

	チェック項目	選択項目	数字項目	平均値
認識率（％）	98	96	92	95.3

置を抽出する，③②の位置を終点とし，始点と終点の位置を取得，④取得した位置より，トリミングし余白をつける．現在，本処理により，数字の認識率を96％まで向上できた．

前述(1)〜(4)のアルゴリズム改善後，問診票100枚にて実証試験を行った結果，**表5**となり，数字項目での読み取りエラーが若干見られたが，全体の認識率が95％となったため，目標値となった．

2）テキストデータ化および統計に必要な時間の検証

テキストデータ化および統計に必要な時間の検

証として，2016年2月より2016年8月までの期間に問診票をスキャンすることにより得られた6,070件のテキストデータ化された問診票のうち，肛門科の問診票を記載した3,520件の「排便状態」について簡易的な集計を行う．2016年4月14日に発生した熊本地震前後に分け，2016年2月1日から2016年4月13日に記載された問診票を地震前，2016年4月15日から2016年8月31日に記載された問診票を地震以降として比較を行った．「排便状態」は，「便秘気味」，「下痢気味」，「便秘と下痢が交替」，「便が残った感じがする」，「便が細い」，「便が少しずつ出る」，「便意がない」，「便意が頻回にある」，「便が出にくい」，「肛門の周りを手で押し出す」，「浣腸か坐剤を使用して出す」，「下剤を飲んで出す」以上12項目の選択項目であり，複数選択可能である．

まず，集計用のmdbより，必要項目をコピーし，EXCEL上に貼り付ける．貼り付けたデータより，ピボットテーブルを作成する．ピボットテーブルの合計より，月，項目別に，全体の割合を求める．以上で簡易的な集計が完了し，約10分で**表6**が作成できた．**表6**は，肛門科問診票を記載した3,520人中，地震前に記載された1,646人，地震後に記載した1,874人に対し集計を行っており，その構成比を表にしたものである．地震前後で構成比が増加傾向にあった項目は，地震前の1,646

表6　熊本地震前後における排便状態の集計（n＝3,520）

	便秘気味	下痢気味	便秘と下痢	残便感	便が細い	便が少し	便意なし	便意頻繁	便が出にくい	肛門の周りを手で	浣腸か坐剤	下剤飲んで出す	群の人数(人)
2016年2月	18%	10%	7%	16%	10%	11%	1%	5%	12%	3%	1%	6%	791
2016年3月	23%	7%	5%	15%	12%	6%	2%	3%	14%	2%	2%	9%	635
2016年4月震災前	21%	14%	4%	19%	5%	6%	0%	4%	17%	1%	2%	7%	220
2016年4月震災後	24%	4%	2%	17%	6%	5%	1%	5%	16%	1%	3%	16%	154
2016年5月	26%	9%	5%	16%	6%	6%	0%	3%	16%	1%	1%	12%	414
2016年6月	23%	11%	5%	15%	8%	5%	0%	3%	15%	2%	3%	13%	463
2016年7月	21%	12%	5%	17%	7%	6%	1%	2%	14%	3%	1%	10%	486
2016年8月	22%	12%	4%	16%	7%	7%	1%	4%	13%	2%	3%	11%	612

人中「便秘気味」を選択した患者が地震前平均21％から地震後平均23％の2％増加，さらに「便が出にくい」を選んだ患者が地震前平均14％から地震後平均15％の1％増加，「下剤を飲んで出す」を選んだ患者は地震前平均8％から地震後月平均12％の4％増加にあることがわかった．これにより，「便意はあるが，便が出にくい患者が増加する」という仮説を立てることができる．

従来の集計方法では，A4用紙両面2枚の問診票で56項目の設問がある場合，EXCELへ30枚の問診票を手入力したところ，1枚あたり平均124.7秒かかった．そのため，

124.7秒×3,520枚＝438,944秒÷60秒＝7,316分÷60分＝122時間

となり，統計を始めるまでに122時間の入力作業がかかることとなることがわかった．本システムにて，前述の問診票を30枚読み取った場合，1枚あたりスキャナセットからOCRによるテキストデータ化に要する時間が平均20.4秒かかった．その後，図2の画面が表示されてから看護師によるスキャン画像とテキストデータ化された内容とを目視チェックに要する時間が平均24.5秒かかった．しかし，前述のスキャナセットからテキストデータ化に必要な時間平均20.4秒は，看護師が患者に問診票の内容について確認などを行う時間にあてているため，実際に必要な時間は看護師による目視チェックの時間，平均24.5秒であり，

24.5秒×3,520枚＝86,240秒÷60秒＝1,437分÷60分＝24時間

となり，98時間もの差があることがわかる．このように，本システムを利用することでテキストデータ化および統計に必要な時間の短縮ができた．

5．まとめ

本研究によって，電子カルテベンダに左右され

ず，紙の問診票をテキストデータ化するシステムの構築ができた．また，研究者が問診票を入力する手間が省かれ二次利用を素早くすることができた．

従来の紙問診票では，その抽出時間や入力時間の問題から諦めていた集計・統計へ取り組むことが可能となり，医療の進歩や医療経済学への発展に寄与できると考える．また，電子カルテの大規模な改修を伴わずに，既存電子カルテに追加する形で，容易に導入できることも本システムの利点と考える．

参 考 文 献

1) 福田光男，有川千登勢，村上多恵子，他．問診票による口臭を主訴とした患者の分析．日歯周病会誌 2004；**46**，2：101-110．

2) 花井　禎，松本成史，清水信貴，植村天受，杉山高秀．国際前立腺症状スコア（IPSS）に「排尿後尿滴下」を加えた独自の問診票による下部尿路症状の調査．日泌会誌 2008；**99**，7：723-728．

3) 平賀裕之，矢富悦子．夕食時刻の遅い若者における健康障害．心臓 2007；**39**，2：130-134．

4) 黒田知宏，佐藤純三，矢崎晴俊，他．情報後利用を可能にするテンプレートベースデータベースの日常法診療支援環境への導入．医療情報学 2011；**30**，3：157-164．

5) 森野忠夫，尾形直則，堀内秀樹，山岡豪大朗，森実圭，三浦裕正．iPadを用いた問診表・質問票の作成及び電子カルテとの連携と効果．中部日本整災誌 2011；**54**，6：1195-1196．

6) 平成25年 国民生活基礎調査の概況．厚生労働省．2013．
[http://www.mhlw.go.jp/toukei/saikin/hw/k-tyosa/k-tyosa13/dl/04.pdf, 2013]

7) Xiang L, Gang H, Xiaofei T, Guotong X. Building Structured Personal Health Records from Photographs of Printed Medical Records. *AMIA Annu Symp Proc.* 2015；2015：833-842．

8) 山本景一，松本繁巳，松葉尚子，他．電子カルテ二次利用臨床研究用データ収集システムの開発と展望．医療情報学 2007；**27**，2：211-218．

資　料

健康食品に関する情報の見方とその関連要因

松島沙也香[*1]　伊藤　芽唯[*1]　吉田はるか[*1]　福田　里砂[*2]
山下奈緒子[*3]

【目的】地域住民を対象に，健康食品に関する情報をどのような視点で検討しているかを明らかにすること，またそれに関連する要因を検討することを目的とした．

【方法】対象者は，愛媛県内の40～60歳代の地域住民188名とした．対象者の基本情報，健康食品購入時の情報を見る視点，健康意識，健康状況，ヘルスリテラシーについて，無記名・自記式質問紙調査を実施した．

【結果】対象者が健康食品購入時に最も確認している項目は，摂取方法や摂取量，注意点などの記載と，製造者や販売者などの名前や原材料名の記載で77.7%，次に栄養成分やその他の成分の量の表示で76.9%であった．一方，最も確認していない項目は，論文としての報告の有無で33.1%，次にヒトを対象とした研究であるかで59.2%であった．健康食品購入時の情報を見る視点には，性別，身体的な自覚的健康感，健康食品の利用経験，ヘルスリテラシーが有意に関係していた．

【結論】科学的信頼性に関する項目の確認が不十分であること，情報を見る視点とヘルスリテラシーとの間には負の関係があることから，情報の入手方法や情報の見方についての教育が必要である．

■キーワード：ヘルスリテラシー，情報探索行動，健康食品

Way of Looking at Information about Health Food Products and Related Factors:
Matsushima S[*1], Ito M[*1], Yoshida H[*1], Fukuda R[*2], Yamashita N[*3]

[Objective] The objective was to reveal the perspective from which members of the community examine information about health food products and to investigate related factors.

[Method] Participants were 188 community residents in their 40s to 60s in Ehime Prefecture. An anonymous, self-report questionnaire was administered on participant attributes, perspective on information when buying health food products, health literacy, health consciousness, health status, and experience using health food products.

[Results] The most checked items when buying health food products were notes on intake

[*1]元愛媛大学医学部 看護学科
　〒791-0295　東温市志津川
[*2]京都看護大学 看護学部
[*3]愛媛大学大学院 医学系研究科 看護学専攻
　E-mail：r-fukuda@umin.ac.jp
　受付日：2018年2月13日
　採択日：2018年4月18日

[*1]Faculty of Nursing, School of Medicine, Ehime University
　Shitsukawa, Toon, Ehime 791-0295, Japan
[*2]Faculty of Nursing, Kyoto College of Nursing
[*3]Nursing and Health Science, Graduate School of Medicine, Ehime University

method, intake amount, and warnings, with 77.7% of participants, followed by nutritional composition and the amount of other ingredients at 76.9%. The least checked items were whether there were articles reported about the product at 33.1%, followed by whether there was research with human subjects at 59.2%. Participants' sex, experience using health food products, and health literacy were significantly related to their perspective on information when buying health food.

　[Conclusion] As confirmation of items related to scientific evidence were insufficient and health literacy was related to perspective on information, it is necessary to educate people on the way of looking at information and the method of obtaining information is necessary.

Key words：Health literacy, Information-seeking behavior, Health food products

1.　緒　論

　健康意識の高まりや食品の研究の進歩に伴い，多様な健康食品が流通するようになってきた[1]．そして，日本に居住する20〜79歳の消費者のうち，6割が毎日健康食品を利用しており[2]，近年では，乳幼児から高齢者といった幅広い年齢層の人々，また健常者だけでなく疾病を持つ人々が健康食品を利用している[3]．小内は，健康食品には，疾病や医薬品の効果へ影響をもたらすものもある[3]と述べており，実際に，健康食品による健康被害の報告もある[4]．しかし，病院では，患者が医療者に報告・相談することなく健康食品を利用していることがあり[5]，利用者は，健康食品の安全な利用方法や注意点を理解していない可能性が推測できる．

　先行研究では，利用者がどのような情報をもとに健康食品の利用を決定しているかの報告は見当たらないが，地域住民が求めている健康食品に関する情報は，安全性情報，有効性情報，基本的な健康食品情報である[1,6]と報告されている．しかし，小内[3]は，健康食品には利用者に副作用や他の医薬品との相互作用などの情報を提供する義務がなく，広告では良い面しか伝えず販売者側にとって都合の悪い面を伝えることが少ないため，利用者は偏った情報に基づいて選択せざるを得ないと述べている．また，田中[6]は，消費者の声として「都合の良い情報が中心で不安である」「納

得のいくデータ，科学的根拠が知りたい」「サプリメントも医薬品のように，安全性・効能効果などの記載を義務付けて欲しい」などと報告しており，利用者が必要としている情報は十分に提供されていないことがわかる．一方で，近年インターネットの普及や，健康食品がマスメディア，広告で広く取り上げられるようになったことで，健康食品に関する情報は氾濫しているが，健康食品の利用者は氾濫する情報を整理して的確に選択できていない[7]現状もある．

　このような状況を受けて，わが国では，利用者に対して正しい情報の提供を行い，利用者が自らの判断に基づき食品の選択を行うことができるようにすることを目的に，2001年に保健機能食品制度が制定された．そして2015年には，それまで機能が表示できるものは，特定保健用食品と栄養機能食品の2つであったが，それに加え，機能性表示食品も本制度の下で，機能表示ができるようになった．しかし，保健機能食品やそれに含まれる食品について言葉も内容もよく知っている者は10〜25%であり[8,9]，保健機能食品の認知度は高いとは言えない．また，健康食品購入時に保健機能食品であることに重点を置いている者は9.1%[9]，購入前に届出情報の確認をしている者は，男性16.0%，女性8.7%であり[10]，本制度の目的は十分に達成できていない状況が推測できる．

　以上より，健康食品の利用者は安全性情報や有効性情報などの情報を求めているが，情報の提供

が十分でないこと，情報があっても的確に情報を選択できないこと，保健機能食品などの安全性や効果について一定の要件を満たす食品があるにも関わらず，そのことを知らないことなどの問題がある．これには，溢れる情報の中から自ら必要な情報を収集し，適切に活用するための能力であるヘルスリテラシーが十分に備わっていないことが影響していると考えられる．

　健康食品の利用の選択とヘルスリテラシーとの関係についての先行研究は，われわれが知る限りは見当たらない．しかし，ヘルスリテラシーが高いことは，健康や病気に関する望ましい行動に影響する[11,12]と言われている．自らの意思で利用する健康食品を，安全に，効果的に利用するには，利用者のヘルスリテラシーに寄与するところが大きいと考える．ゆえに，本研究では，地域住民が健康食品に関する情報を見る視点とヘルスリテラシーとの関係に着目することとした．

2.　目　的

　本研究は，地域住民を対象に，健康食品に関する情報をどのような視点で検討しているかを明らかにすること，またそれに関連する要因を検討することを目的とした．

3.　用語の定義

1）健康食品

　本研究では，小内[3]の定義を用いて，「保健上の効果を期待して一般の食事とは別に摂取する食品」と定義した．

2）ヘルスリテラシー

　本研究では，WHO や Health People 2010 の定義を参考に，「より広く健康や医療に関する情報を探し，理解し，適切な情報を選択し，活用する能力」と定義した．

4.　方　法

1）研究デザイン

　本研究は横断研究である．

2）対象者

　対象者は 188 名とした．対象者の選定は簡易サンプリングで行い，研究担当者の知人を介した依頼やショッピングモールでの声かけにより選定した．

3）データ収集

（1）データ収集方法

　手渡しにて無記名・自記式質問紙調査を実施した．

（2）調査項目

　調査項目は，先行研究[3,6,13,14]および官公庁が発行している健康食品に関するパンフレット[15,16]をもとに作成した．

①人口学的情報：年齢，性別，職業，現病歴，既往歴とした．

②健康食品購入時の情報を見る視点：必要性の判断（1項目），安全性（4項目），科学的信頼性（4項目），責任の所在（2項目）に関する項目の計11項目を作成した．

③健康状況：自覚的健康感（身体的・精神的），自覚症状の有無，身体に関する不安の有無とした．

④健康意識：健康への関心の有無，健康のために実施している，または実施したい行動の有無，健康食品の利用経験とした．

⑤ヘルスリテラシー：既存の 14-item health literacy scale[17]（以下，HLS）を用いた．HLS は機能的ヘルスリテラシー5項目，伝達的ヘルスリテラシー5項目，批判的ヘルスリテラシー4項目の計14項目から構成され，各項目は「全くそう思わない」から「強くそう思う」の5段階で評価した．機能的ヘルスリテラシーとは基本的な読み書きの能力のことであり，伝達的ヘルスリテラシーとは情報を自分で探したり，他人に伝達したり，自分で適用しようとする能力，批判的ヘルスリテラシーとは得られた情報をうのみにせず，批判的に吟味し，主体的に活用しようとする能力のことである．HLS は須賀らにより信頼性が検証されている．

(3) 実施手順

①質問紙の配布

以下の2つの手順で配布した.

(a)研究担当者の知人や知人を介した40〜60歳代の地域住民に，封筒に入れた依頼状と質問紙を配布した．知人には直接手渡しで配布し，地域住民には知人から間接的に手渡しで配布した.

(b)研究担当者が，ショッピングモールにて40〜60歳代の地域住民に質問紙を配布した.

②質問紙の記入・回収

対象者はその場で質問紙を記入後，配布された封筒に入れ，知人または研究担当者に返却した.

4）分析方法

すべての項目について記述統計を実施した．その後，情報を見る視点に関する項目について，確認する群と確認しない群（どちらでもない，確認しない）に分けて，対象者の特性，HLS得点および下位尺度得点との関係を検討した．分析にはIBM SPSS Statistics 20 を用いた.

5）倫理的配慮

対象者には，依頼状にて，研究の趣旨・プライバシーの保護・データの取り扱い・研究への同意・調査への参加は自由意思であること，協力をしない場合でも対象者に不利益が生じないことについて説明した．質問紙の回答をもって研究参加への同意をいただいたものと判断し，質問紙の回答は無記名とした．本研究は，A大学大学院医学系研究科看護学専攻研究倫理審査委員会の承認（看27-13）を得て実施した.

5. 結　果

質問紙は188名に配布し，169名（回収率89.9%）から回答が得られた．そのうち，情報を見る視点およびHLSに関連する項目について記入漏れがある者，結果に影響を与えると考えた医療専門職を除いた130名を分析対象とした.

1）対象者の特性

対象者の特性を表1に示した．対象者の平均年

表1　対象者の特性

N＝130

項目	N/平均	%/SD
年齢	52.3	6.9
性別		
男性	65	50.0
女性	64	49.2
無回答	1	0.8
職業		
専門的・技術的職業従事者	14	10.8
管理的職業従事者	13	10.0
事務従事者	5	3.8
サービス職業従事者	5	3.8
農林漁業従事者	2	1.5
運搬・清掃・包装等従事者	2	1.5
その他*	75	57.7
無職	10	7.7
無回答	4	3.1
現病歴		
あり	46	35.4
なし	84	64.6
既往歴		
あり	36	27.7
なし	94	72.3
現在，自分が身体的に健康と思うか		
健康である	89	68.5
どちらとも言えない	22	16.9
健康ではない	19	14.6
現在，自分が精神的に健康と思うか		
健康である	89	68.5
どちらとも言えない	26	20.0
健康ではない	15	11.5
現在，身体上の自覚症状があるか		
あり	55	42.3
なし	73	56.2
無回答	2	1.5
自分の身体について不安に思っていることはあるか		
あり	77	59.2
なし	51	39.2
無回答	2	1.5
自分の健康に気をつけているか		
気をつけている	81	62.3
どちらとも言えない	27	20.8
気をつけていない	21	16.2
無回答	1	0.8
健康のために，実施していることはあるか		
あり	123	94.6
なし	7	5.4
健康のために，実施したいことはあるか		
あり	120	92.3
なし	10	7.7
健康食品の利用経験		
あり	85	65.4
なし	45	34.6

*　その他には，会社員，自営業，パートなどを含めた

表2 ヘルスリテラシー得点

N＝130

項目	平均±SD
ヘルスリテラシー	40.8±7.7
下位尺度得点	
機能的ヘルスリテラシー	18.5±4.3
伝達的ヘルスリテラシー	12.4±3.4
批判的ヘルスリテラシー	9.9±2.9

齢は52.3±6.9歳，性別は男性65名（50.0％），女性64名（49.2％）で，現病歴がある者は46名（35.4％）であった．対象者の健康状況は，身体的および精神的に健康と思っている者はいずれも89名（68.5％）であったが，自分の身体について不安に思っている者は77名（59.2％）であった．健康意識は，健康のために実施していることがある者は123名（94.6％），健康食品の利用経験がある者は85名（65.4％）であった．

2）HLS得点

HLS得点は40.8±7.7点で，下位尺度得点は表2の通りであった．

3）健康食品購入時の情報を見る視点

対象者の健康食品購入時の情報を見る視点を図1に示した．健康食品購入時に最も確認している項目は，適切な摂取方法や摂取量，注意点などの情報が記載されているかと，製造者や販売者などの名前や原材料名の表示があるかで，いずれも77.7％であった．次に確認している項目は，栄養成分やその他の成分の量が表示されているかで76.9％であった．一方，最も確認していない項目は，学術誌で論文として報告されているかで33.1％，次にその研究はヒトを対象としたものであるかで59.2％であった．

4）対象者の特性と健康食品購入時の情報を見る視点の関係

対象者の特性と健康食品購入時の情報を見る視点との関係を表3に示した．対象者の特性と健康

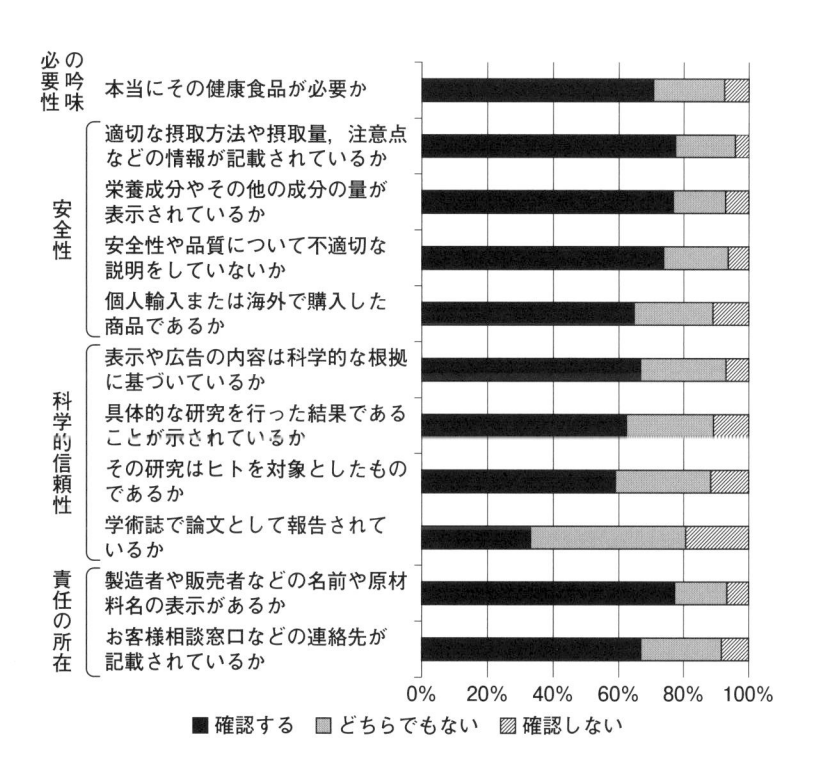

図1　健康食品購入時の情報を見る視点

表3　健康食品購入時の情報を見る視点と対象者の特性との関係

項目	区分	N	確認する		確認しない		p値
			度数	%	度数	%	
本当にその健康食品が必要か	性別						
	男性	65	36	55.4	29	44.6	<0.001*
	女性	64	56	87.5	8	12.5	
	身体的な自覚的健康感						
	健康である	89	69	77.5	20	22.5	0.012*
	どちらとも言えない	22	10	45.5	12	54.5	
	健康ではない	19	13	68.4	6	31.6	
	健康食品の利用経験						
	あり	85	67	78.8	18	21.2	0.006*
	なし	45	25	55.6	20	44.4	
栄養成分やその他の成分の量が表示されているか	性別						
	男性	65	44	67.7	21	32.3	0.007*
	女性	64	56	87.5	8	12.5	
	健康食品の利用経験						
	あり	85	71	83.5	14	16.5	0.014*
	なし	45	29	64.4	16	35.6	
安全性や品質について不適切な説明をしていないか	性別						
	男性	65	40	61.5	25	38.5	0.001*
	女性	64	56	87.5	8	12.5	
適切な摂取方法や摂取量，注意点などの情報が記載されているか	性別						
	男性	65	42	64.6	23	35.4	<0.001*
	女性	64	59	92.2	5	7.8	
個人輸入または海外で購入した商品であるか	性別						
	男性	65	36	55.4	29	44.6	0.019*
	女性	64	48	75.0	16	25.0	
具体的な研究を行った結果であることが示されているか	性別						
	男性	65	35	53.8	30	46.2	0.034*
	女性	64	46	71.9	18	28.1	
その研究はヒトを対象としたものであるか	性別						
	男性	65	33	50.8	32	49.2	0.037*
	女性	64	44	68.8	20	31.3	
製造者や販売者などの名前や原材料名の表示があるか	性別						
	男性	65	42	64.6	23	35.4	<0.001*
	女性	64	59	92.2	5	7.8	
	身体的な自覚的健康感						
	健康である	89	74	83.1	15	16.9	0.045†
	どちらとも言えない	22	13	59.1	9	40.9	
	健康ではない	19	14	73.7	5	26.3	
	健康食品の利用経験						
	あり	85	72	84.7	13	15.3	0.008*
	なし	45	29	64.4	16	35.6	
お客様相談窓口などの連絡先が記載されているか	性別						
	男性	65	36	55.4	29	44.6	0.003*
	女性	64	51	79.7	13	20.3	
	既往歴						
	あり	36	19	52.8	17	47.2	0.034*
	なし	94	68	72.3	26	27.7	
	健康食品の利用経験						
	あり	85	62	72.9	23	27.1	0.045*
	なし	45	25	55.6	20	44.4	

*χ^2検定，†Fisher の直接確率検定

表 4-1　健康食品購入時の情報を見る視点とヘルスリテラシー得点の関係

項目	確認する			確認しない			p 値
	N	平均値±SD	中央値	N	平均値±SD	中央値	
本当にその健康食品が必要か	92	39.6±7.2	40	38	43.5±8.2	42.5	0.008[†]
栄養成分やその他の成分の量が表示されているか	100	39.6±7.0	40	30	44.7±8.6	44	0.001[†]
安全性や品質について不適切な説明をしていないか	96	39.8±7.1	40	34	43.4±8.6	42.5	0.018[†]
適切な摂取方法や摂取量，注意点などの情報が記載されているか	101	39.8±6.8	40	29	44.1±9.6	43	0.035[*]
個人輸入または海外で購入した商品であるか	84	39.6±7.1	40	46	42.9±8.3	42.5	0.018[†]
具体的な研究を行った結果であることが示されているか	81	39.6±7.0	40	49	42.3±8.4	42	0.021[†]
その研究はヒトを対象としたものであるか	77	38.8±7.1	40	53	43.4±7.6	42	0.001[*]
学術誌で論文として報告されているか	43	38.7±6.6	39	87	41.8±8.0	41	0.028[†]
表示や広告の内容は科学的な根拠に基づいているか	87	39.5±7.0	40	43	43.3±8.5	42	0.009[†]
製造者や販売者などの名前や原材料名の表示があるか	101	39.7±6.9	40	29	44.6±9.0	43	0.020[*]
お客様相談窓口などの連絡先が記載されているか	87	40.1±6.9	40	43	42.1±9.0	41	0.552[*]

[*]Mann-Whitney の U 検定，[†]t 検定

食品購入時の情報を見る視点との関係では，性別が多くの項目と有意に関係していた．性別は，学術誌で論文として報告されているかと表示や広告の内容は科学的な根拠に基づいているか以外の 9 項目で有意に関係がみられ，女性の方が男性に比べ情報を確認したり必要性を検討したりする傾向がみられた．また，身体的な自覚的健康感と健康食品の利用経験も有意な関係がみられた．身体的な自覚的健康感は，本当にその健康食品が必要かと，製造者や販売者などの名前や原材料名の表示があるかの 2 項目で，身体的に健康な者の方が健康ではない者に比べ情報を確認したり必要性を検討したりする傾向がみられた．健康食品の利用経験は，科学的信頼性に関する項目以外の項目で有意に関係がみられ，健康食品の利用経験がある者の方がない者に比べ情報を確認したり必要性を検討したりする傾向がみられた．性別，身体的な自覚的健康感，健康食品の利用経験のいずれも，科学的信頼性に関する項目との関係が少なく，対象者の特性に関わらず，科学的信頼性に関する項目は十分に情報が確認されていなかった．

5）HLS 得点と健康食品購入時の情報を見る視点の関係

（1）HLS 得点との関係

HLS 得点と健康食品購入時の情報を見る視点との関係を表 4-1 に示した．対象者の HLS は，お客様相談窓口などの連絡先が記載されているか以外の 10 項目で，健康食品購入時の情報を見る視点を確認する群で確認しない群に比べ，得点が低かった．

（2）HLS 下位尺度得点との関係

①機能的ヘルスリテラシー

機能的ヘルスリテラシー得点と健康食品購入時の情報を見る視点との間には，いずれの項目も有意差はなく，関係がみられなかった（表 4-2）.

②伝達的ヘルスリテラシー

伝達的ヘルスリテラシー得点と健康食品購入時の情報を見る視点との関係を表 4-3 に示した．伝達的ヘルスリテラシーは，本当にその健康食品が必要か，栄養成分やその他の成分の量が表示されているか，その研究はヒトを対象としたものであるか，学術誌で論文として報告されているか，製

表 4-2　健康食品購入時の情報を見る視点と機能的ヘルスリテラシー得点の関係

項目	確認する			確認しない			p 値
	N	平均値±SD	中央値	N	平均値±SD	中央値	
本当にその健康食品が必要か	92	18.3±4.5	19	38	19.0±4.1	19.5	0.417
栄養成分やその他の成分の量が表示されているか	100	18.2±4.3	19	30	19.5±4.5	20.5	0.095
安全性や品質について不適切な説明をしていないか	96	18.4±4.3	19	34	18.9±4.4	19.5	0.597
適切な摂取方法や摂取量，注意点などの情報が記載されているか	101	18.3±4.4	19	29	19.3±4.1	20	0.197
個人輸入または海外で購入した商品であるか	84	18.3±4.2	19	46	18.9±4.6	20	0.339
具体的な研究を行った結果であることが示されているか	81	18.2±4.3	19	49	19.0±4.4	20	0.196
その研究はヒトを対象としたものであるか	77	18.1±4.6	19	53	19.1±3.9	20	0.263
学術誌で論文として報告されているか	43	18.6±4.1	19	87	18.5±4.5	19	0.978
表示や広告の内容は科学的な根拠に基づいているか	87	18.2±4.4	19	43	19.1±4.3	20	0.212
製造者や販売者などの名前や原材料名の表示があるか	101	18.5±4.3	19	29	18.7±4.7	20	0.674
お客様相談窓口などの連絡先が記載されているか	87	18.6±4.3	19	43	18.4±4.4	19	0.858

Mann-Whitney の U 検定

表 4-3　健康食品購入時の情報を見る視点と伝達的ヘルスリテラシー得点の関係

項目	確認する			確認しない			p 値
	N	平均値±SD	中央値	N	平均値±SD	中央値	
本当にその健康食品が必要か	92	12.0±3.2	11	38	13.5±3.8	12.5	0.044*
栄養成分やその他の成分の量が表示されているか	100	12.0±3.1	12	30	13.9±4.0	13	0.007†
安全性や品質について不適切な説明をしていないか	96	12.1±3.2	12	34	13.3±3.9	12	0.167*
適切な摂取方法や摂取量，注意点などの情報が記載されているか	101	12.1±3.0	12	29	13.5±4.4	12	0.199*
個人輸入または海外で購入した商品であるか	84	12.0±3.2	12	46	13.1±3.7	12	0.158*
具体的な研究を行った結果であることが示されているか	81	11.9±3.2	12	49	13.3±3.7	12	0.053*
その研究はヒトを対象としたものであるか	77	11.6±3.2	11	53	13.5±3.4	13	0.002*
学術誌で論文として報告されているか	43	11.0±3.1	10	87	13.1±3.4	12	0.001*
表示や広告の内容は科学的な根拠に基づいているか	87	12.0±3.1	12	43	13.2±3.9	12	0.087*
製造者や販売者などの名前や原材料名の表示があるか	101	11.9±3.0	12	29	14.2±4.1	14	0.005*
お客様相談窓口などの連絡先が記載されているか	87	12.1±3.0	12	43	13.1±4.0	12	0.289*

*Mann-Whitney の U 検定，†t 検定

表 4-4　健康食品購入時の情報を見る視点と批判的ヘルスリテラシー得点の関係

項目	確認する			確認しない			p 値
	N	平均値±SD	中央値	N	平均値±SD	中央値	
本当にその健康食品が必要か	92	9.4±2.8	9	38	11.1±2.9	11.5	0.001
栄養成分やその他の成分の量が表示されているか	100	9.5±2.8	9	30	11.3±2.9	11.5	0.001
安全性や品質について不適切な説明をしていないか	96	9.4±2.8	8.5	34	11.3±2.9	11.5	<0.001
適切な摂取方法や摂取量，注意点などの情報が記載されているか	101	9.4±2.6	9	29	11.3±3.4	12	0.003
個人輸入または海外で購入した商品であるか	84	9.3±2.7	9	46	10.9±3.0	11.5	0.002
具体的な研究を行った結果であることが示されているか	81	9.5±2.8	9	49	10.5±3.0	10	0.065
その研究はヒトを対象としたものであるか	77	9.1±2.6	8	53	11.6±3.0	11	<0.001
学術誌で論文として報告されているか	43	9.1±2.7	8	87	10.3±2.9	10	0.014
表示や広告の内容は科学的な根拠に基づいているか	87	9.4±2.7	8	43	10.9±3.1	11	0.001
製造者や販売者などの名前や原材料名の表示があるか	101	9.4±2.6	9	29	11.7±3.1	12	<0.001
お客様相談窓口などの連絡先が記載されているか	87	9.5±2.6	9	43	10.7±3.3	10	0.035

Mann-Whitney の U 検定

造者や販売者などの名前や原材料名の表示があるかの 5 項目で，健康食品購入時の情報を見る視点を確認する群で確認しない群に比べ，得点が低かった.

③批判的ヘルスリテラシー

批判的ヘルスリテラシー得点と健康食品購入時の情報を見る視点との関係を表 4-4 に示した．批判的ヘルスリテラシーは，具体的な研究を行った結果であることが示されているか以外の 10 項目で，健康食品購入時の情報を見る視点を確認する群で確認しない群に比べ，得点が低かった.

6.　考　察

1）健康食品購入時の情報を見る視点

本研究の結果，科学的信頼性に関する項目で，情報を見る視点が不足していることが明らかになった．先行研究において，薬剤師や栄養士などの専門職であっても，健康食品の利用に対し科学的根拠に基づいた判断ができないとの指摘があ

る[18]．今回の対象者は医療専門職でなかったことから，専門職に比べ，科学的信頼性を検討するために必要な研究などの情報を探すことや判断が，より困難であったと推測できる.

また，健康情報に関する情報はインターネットから簡単に入手できるが，その多くが有効性を強調する内容であり，その科学的根拠も明確ではなく，安全性に配慮した情報が少ない[1]と言われている．そのため，保健機能食品制度が制定され，いわゆる健康食品のうち，安全性や効果について一定の要件を満たすものを保健機能食品と称して流通させているが，保健機能食品やそれに含まれる食品について，言葉も内容もよく知っている者は 10～25％であり[8,9]，認知度は低い．「健康食品」の安全性・有効性情報の Web サイトの認知度も，健康食品に関する講演会の参加者であっても 4 割程度[1]と低く，活用されていない現状である．ゆえに，情報の質の不十分さや情報があってもその存在を知らない状況が科学的信頼性を評価しにく

い状況を生みだしていると言える.

一方, 安全性に関する項目は, 7割以上の者が情報を見るときに確認していた. 先行研究によると, 健康食品は健康増進や病気の予防, 栄養の補給などを目的に利用されている[2,6,7,19]. それゆえ, 利用者は健康食品を使用することで健康に悪影響を及ぼさないかや, 安全に利用する方法を自ら確認する傾向にあるのではないかと考える. しかし, 個人輸入または海外で購入した商品であるかについては, 6割程度しか情報を見る視点として確認していなかった. これは, 後述するヘルスリテラシーとも関連するが, 個人輸入者や海外での購入者が危険性に関する情報を理解した上で個人輸入または購入をしているか, 海外製の製品をそのまま日本人が使用しても大丈夫かという批判的な思考ができないためであると考える.

2) 対象者の特性と健康食品購入時の情報を見る視点の関係

対象者の特性では, 性別および身体的な自覚的健康感, 健康食品の利用経験が健康食品購入時の情報を見る視点と関係がみられた. 性別では女性の方が男性に比べ情報を確認したり必要性を検討したりする傾向がみられ, 健康食品の利用経験では経験がある者の方がない者に比べ情報を確認したり必要性を検討したりする傾向がみられた. 健康食品やサプリメントの利用者は女性が多い[7,20]と言われており, 女性や健康食品の利用経験がある者は, 健康食品に関する情報に触れる機会が多く, 利用経験のない者よりも情報を収集することや選択することに慣れ, 経験の中でより良い選択方法が身に付いたと推測できる.

しかし, 経験により身に付けた情報選択能力は, 経験のある分野では適切な判断をすることができても, 他分野における情報選択には応用することができない可能性が考えられる. また, 科学的信頼性に関する項目については対象者の特性に関わらず十分に情報を確認できていなかった. したがって, 分野に関わらず情報を活用できるように, また科学的信頼性も含めて情報を評価できるように, 対象者のヘルスリテラシーの底上げを行い,

根本的な情報選択能力を身につけてもらう必要があると考える.

3) HLS得点と健康食品購入時の情報を見る視点の関係

ヘルスリテラシーは情報を理解・活用できる力であり, ヘルスリテラシーが高値の人ほど健康食品購入時の情報を見る視点がより良いものであると推測していた. 先行研究[12]においても, ヘルスリテラシーとは, 健康や病気についての単なる知識や理解だけではなく, 自分に必要な情報を収集し, 活用することのできる能力であり, 自分の健康の管理, 治療の過程に主体的に参加していくための前提として考えられている. しかし, 本研究では, HLS得点および下位尺度の伝達的ヘルスリテラシー得点, 批判的ヘルスリテラシー得点の低い者の方が, 健康食品購入時の情報を見る視点が良いことが明らかになった. この理由として, 今回は主観的にヘルスリテラシーを評価したため, 対象者自身はHLSの質問項目の視点で情報を評価していると考えているが, 実際にはHLSの質問項目の視点で情報を評価することができていないことが推測できる.

また, 情報教育は2003年より開始され, 高等学校普通科においては情報に関する科学的な見方や考え方を養うことを教育目標の一つとして教育が行われている[21]. しかし, 本研究の対象者は40〜60歳代であるため, 情報に関する教育を受けておらず, 情報の科学的な見方や考え方を十分に学んでいない世代である. ゆえに, HLSの質問項目を十分に理解できていなかったために, HLS得点と実際のヘルスリテラシーが一致せず, 前述した結果に至ったと考えられる.

一方, 機能的ヘルスリテラシーは, 健康食品購入時の情報を見る視点のいずれの項目とも関係がみられなかった. 機能的ヘルスリテラシーは基本的な読み書き能力であり, わが国は欧米と比較すると単民族国家で識字率が高い[21]ため, 機能的ヘルスリテラシーが人々に備わっていることが多い. それゆえ, 機能的ヘルスリテラシーは対象者間で差が少ないため, 情報を見る視点とは関係が

なかったと考える．また，老化による視覚障害など生理的要因で機能的ヘルスリテラシーが低い者でも，これまで培ってきた基本的な読み書き能力は備わっており，また眼鏡等を手軽に入手できる環境であるため，情報を見る視点には関係がなかったと考えられる．

4）研究の限界

本研究には，2つの問題があると考える．1つ目は，サンプリングバイアスである．研究担当者の知人への配布では，研究者が医療分野の研究者であることから，知人は日頃から医療情報に触れる機会が多い可能性がある．また，ショッピングモールの配布では，声を掛けて立ち止まってくださった方は，健康や健康食品，医療などについて関心のある方が多いと考えられる．それゆえ，本研究の対象者では，健康食品購入時の情報を見る視点やHLS得点が，過大評価されている可能性は否めない．

2つ目は，2種類のサンプリングで選出した標本を一緒に分析したことである．本研究では，サンプリングの違いにより質問紙を選別していなかったため，2つの標本の特性を比較することができない．しかし，研究担当者の知人を介したサンプリングは，知人の人間関係のネットワークや趣味が反映された集団となるため，ショッピングモールでのサンプリングに比べ，地域住民を代表した標本とのずれが大きい可能性がある．それゆえ，2つの標本は同質とは言えないが，本研究の対象者の年齢や性別，職種には偏りがないため，人間関係のネットワークの影響は少ないと考える．

5）臨床への示唆

本研究の結果，健康食品購入時の情報を見る視点の多くはしっかり確認されているにも関わらず，科学的信頼性に関する項目については視点が不足する場合があることが明らかになった．現在では，健康食品の安全性や有効性についての情報を提供しているウェブサイトやデータベースなどが整備されているため，このような二次情報を活用できるように，地域住民に情報を提供していく

ことで，科学的信頼性の評価を自ら行うことの支援に繋がると考える．

また，健康食品購入時の情報を見る視点とHLS得点との関係は予想に反する結果であった．しかし，科学的信頼性に関する項目や安全性に関する一部の項目など，情報を見る視点が不足していることや，経験的に情報を見る視点が身に付いている様子から，ヘルスリテラシーは不十分であると言える．それゆえ，情報の入手方法や見方についての教育が必要である．特にわが国のように機能的ヘルスリテラシーが高い場合，その能力を効果的に活用するために，伝達・批判的に情報の内容まで見極めることができるような関わりが必要であると考える．

最後に，安全に，効果的に健康食品を活用するためには，利用者の能力だけに頼るのではなく，健康食品の中でも，安全性や効果について一定の要件を満たす保健機能食品などの活用を推奨することもよいのではないだろうか．保健機能食品の存在は知っていても，その内容まで理解している者は少ない状況である．ゆえに，保健機能食品の存在だけでなく，その位置づけも周知していくことで，安全な健康食品の選択を支援することに繋がると考える．

7．結　論

本研究の結果，以下のことが明らかになった．

1）健康食品購入時の情報を見る視点の多くはしっかり確認されているにも関わらず，表示や広告の内容は科学的な根拠に基づいているかや，学術誌で論文として報告されているかなどの科学的信頼性に関する項目では，視点が不足する場合があることが明らかになった．

2）健康食品購入時の情報を見る視点に関連する要因には，性別，身体的な自覚的健康感，健康食品の利用状況，HLS得点および下位尺度の伝達的ヘルスリテラシー得点，批判的ヘルスリテラシー得点があった．しかし，HLS得点および下位尺度の伝達的ヘルスリテラシー得点，批判的ヘルスリテラシー得点は，得点の高い者の方が，健

康食品購入時の情報を見る視点が不十分であるという結果であった．ゆえに，ヘルスリテラシーに基づく判断ができていないことが推測され，情報を入手し，適用する能力，批判的に吟味する能力が十分に備わっておらず，適切な情報の判断ができていないことが示唆された．

参 考 文 献

1) 中西朋子，佐藤陽子，狩野照誉，他．「健康食品」の安全性・有効性情報 Web サイトの認知度と提供情報に関する調査．臨栄 2011；**119**，2：207-213.
2) 内閣府消費者委員会．消費者の「健康食品」の利用に関する実態調査．2012.
[http://www.cao.go.jp/consumer/doc/20120605_chousa_houkoku.pdf (cited 2018-Jan-10)].
3) 小内　亨．健康食品の見分け方―その情報の問題と対処法―．日補完代替医療会誌 2005；**2**，1：23-36.
4) 小池麻由，大津史子，榊原仁作，他．健康食品・サプリメントによる健康被害の現状と患者背景の特徴．医薬品情報 2013；**14**，4：134-143.
5) 朝比奈泰子，堀　里子，澤田康文．「健康食品」の意味と安全性についての患者，医師，薬剤師の認識．YAKUGAKU ZASSHI 2010；**130**，7：961-969.
6) 田中禮子．住民の健康食品に対する意識．秋田看福大総合研報 2011；**6**：54-60.
7) 林よし子，神田真弓，藤井信也．生活習慣病に対する意識と健康食品やサプリメント等の利用状況．共済医報 2005；**54**，1：53-56.
8) 愛知県県民生活部県民生活課．健康食品と保健機能食品等に関するアンケート調査報告．2017.
[http://www.pref.aichi.jp/uploaded/life/173744_334264_misc.pdf (cited 2018-Mar-28)].
9) 東京都保健福祉局．都民を対象とした「健康食品」の摂取に係る調査結果報告書．2016.
[http://www.tokyo-eiken.go.jp/files/top/27_kenshoku_houkokusho.pdf (cited 2018-Mar-28)].
10) 千葉　剛，佐藤陽子，小林悦子，他．機能性表示食品制度の施行 1 年後における現状―消費者およ
び医師・薬剤師を対象としたインターネット調査―．日本食品衛生学雑誌 2017；**58**，2：96-106.
11) Ishikawa H, Nomura K, Sato M, et al. Developing a measure of communicative and critical health literacy: A pilot study of Japanese office workers. *Health Promotion International* 2008；**23**，3：269-274.
12) 石川ひろの．ヘルスコミュニケーションとヘルスリテラシー．保健医療社論集 2011；**22**，2：16-21.
13) 魚里明子，森田智子，小出水寿英．P 市県民交流広場参加者の保健行動と健康意識の実態調査．関西看護医療大紀 2013；**5**，1：28-36.
14) 宗像恒次．最新 行動科学から見た健康と病気．メヂカルフレンド社，1996：124-125.
15) 厚生労働省医薬食品局食品安全部．健康食品の正しい利用法．厚生労働省，（独）国立健康・栄養研究所，2013.
16) 健康食品対策推進連絡会．健康食品ウソ？ホント？ 東京都健康安全研究センター企画調整部 健康危機管理情報課，2012.
17) Suka M, Odajima T, Kasai M, et al. The 14-item health literacy scale for Japanese adults (HLS-14). *Environmental Health and Preventive Medicine* 2013；**18**，5：407-415.
18) 佐藤陽子，星山佳治，小島彩子，他．薬剤師，栄養士，一般人のサプリメント利用行動と意識の実態に関する検討．臨床栄養学 2007；**111**，5：675-684.
19) 独立行政法人国民生活センター．第 35 回国民生活動向調査＜概要＞―健康食品等をめぐる主婦の意識と行動―．2005.
[http://www.kokusen.go.jp/pdf/n-20050304_2.pdf (cited 2018-Jan-10)].
20) Ishihara J, Sobue T, Yamamoto S, et al. Demographics, lifestyles, health characteristics, and dietary intake among dietary supplement users in Japan. *Int J Epidemiol* 2003；**32**，4：546-553.
21) 光武誠吾，河合　恒，大渕修一．我が国のヘルスリテラシーに関する研究の動向と課題．理学療法学 2013；**40**（大会特別号 3）：P-B 生活-087.

「医療情報学」投稿規程

(2015年8月改訂)

1. 投稿原稿の種類

本誌は主として，原著—研究論文，原著—技術論文，原著—研究速報，春季学術大会論文，総説，Letters to the editor，資料，解説，Forum，研究室紹介等の原稿を受け付ける．ただし，投稿原稿は，他誌に発表（掲載），あるいは投稿されていないものとする．

原著—研究論文：医療情報学の新しい発見や斬新なシステム開発など学術的な新規性を主題とするもの．

原著—技術論文：医療情報学の発展に寄与する新しい技術の応用や創意工夫のあるもの．

原著—研究速報：内容からみて急いで発表してオリジナリティを確保する必要があると考えられるもの．

総説：1つのテーマについて広範囲に文献調査を行い，そのテーマに関する現状および将来展望を明らかにしたもの．

春季学術大会論文：春季学術大会プログラム委員会の推薦および字句等の明らかな誤りに対する修正を経て，大会詳細抄録が投稿されるもの．

Letters to the editor：掲載論文に関する誌上質問や誌上討論．

資料：調査データやシステム構築の基礎となるデータなど，会員にとって参考となるもの．

解説：技術の解説や医療情報システムなどの紹介，教育的内容のもの．

Forum：医療情報学関連の学術集会の紹介や海外事情など会員の参考になると思われるもの，本学会の活動方針に関する提言など．

研究室紹介：編集委員会からの依頼原稿．

2. 投稿資格

投稿の著者は会員であること，共著の場合，筆頭著者は会員でなければならない．ただし，賛助会員の紹介ないし依頼原稿の場合はこの限りでない．

3. 原稿の長さ

3-1. **原著—研究論文，原著—技術論文，解説，春季学術大会論文**は刷り上がり8ページ程度（図・表・写真を含む），**原著—研究速報**は4ページ程度，**総説**は刷り上がり10ページ程度，**Letters to the editor, Fo-** **rum, 研究室紹介**は刷り上がり2ページ程度（図・表・写真を含む），**資料**は刷り上がり6ページ程度（図・表・写真を含む）とする．

3-2. 和文は横書きとする．1,760文字が刷り上がり1ページに相当する．

3-3. 英文はA4判ダブルスペース2枚が刷り上がり1ページに相当する．

3-4. 本論文とは別に付表などを必要とする場合には，別刷りに限り長さを指定せずに受け付けることがある．

3-5. 上記以外の原稿については編集委員会が適宜定める．

4. 採否審査（受理日の表現方法）

原稿は複数の査読者による審査のうえ，掲載の採否を速やかに決定する．掲載にあたっては原稿の一部修正を求めることがある．修正を求められた原稿は原則1ヶ月以内に再投稿すること．掲載は投稿受付順を原則とするが，審査もしくは編集上の都合により変更することがある．春季学術大会論文は編集上の点検以外は行わず，原則としてそのまま掲載するものとする．

5. 原稿の書式

5-1. 用語：和文，英文どちらでも受け付ける．

5-2. 用紙サイズと文字数：和文の場合は，ワードプロセッサーでA4判の用紙を基準とし，行40文字（全角），列35行として作成すること．英文はA4判ダブルスペースとする．

5-3. 和文原稿の形式：原稿の第1枚目に，投稿種別，表題，著者名，所属機関と所在地，別刷り請求先，英文の表題，英文著者名，英文所属機関と所在地，および校正刷りの送付先，担当者名，e-mailアドレス，電話番号，Fax番号を記すこと．

5-4. 英文原稿の形式：原稿の第1枚目に英文の投稿種別，表題，英文著者名，英文所属機関と所在地，および基本的には日本語で校正刷りの送付先，担当者名，e-mailアドレス，電話番号，Fax番号を記すこと．

5-5. 抄録（Abstract）：和文原稿の場合：原稿の第2枚目に和文400文字，英文200 words程度で記すこ

と．英文原稿の場合は，原稿の第2枚目に英文200 words程度で記すこと．なお，5個以内のキーワード（Key words）を記す．キーワードはMEDLINEデータベースのキーワード用語集「Mesh (Medical Subject Headings)」を参考にすることが望ましい．

＊Forum，研究室紹介は抄録不要．

5-6. 本文：原稿の第3枚目からとする．本文は原則として，緒論，目的，方法，結果，考察，結論，文献の順に記す．必要に応じ謝辞を記す．また，システム開発等では，緒論，開発目的，システム概要，システム評価，考察，結論，文献の順に書く．

5-7. 名称：人名はできる限り原語を用いる．

5-8. 略号：初出部分で正式名を添える．ただし，一般化されている場合はこの限りではない．

5-9. 図・表・写真：鮮明なものとする．1枚ずつ別紙とする．図（図の下），表（表の上），写真（写真の下）に必ず和文原稿は和文（英文原稿は英語でFig., Table, Photo）で表題をつける．必要な場合には説明をつける．図・表・写真は本文原稿とは別に一括して綴じる．

5-10. 和文原稿の場合，カタカナ・ピリオド・カンマなどは全角文字，英字・数字は半角文字を使用する．

5-11. 新語，専門用語などは，脚注をつける．脚注は一連番号を参照箇所の右肩に"1"のように記載する．各著者の所属施設名を記入する場合もこの要領で一連番号に含める．説明文は原稿のそのページの下に脚注として記載する．

5-12. 文章中の数式は，原則としてイタリックで印刷される．イタリック以外を希望する場合，ゴシック，ボールドなどと朱書する．

6. 引用文献

6-1. 引用文献は本文該当部の右肩に，引用順に番号を片括弧で記し，本文最後の文献の項に整理して記す．

6-2. 文献の項の書式は，バンクーバー・スタイル（the Vancouver style）に従うものとし，以下の例を参考にして記載する．

［雑誌］著者名．題名．雑誌名発行年；巻：通巻ページ（始め-終わり）．または，著者名．題名．雑誌名発行年；巻：号数，号ページ（始め-終わり）．

例1）多仲浩志．医学・生物学における数学論理．医療情報学 2008；28：253-66.

例2）多仲浩志．医学・生物学における数学論理．医療情報学 2008；28, 5：13-26.

例3）Tanaka K, Hara K. Estimation of location and size of myocardial injury site from body surface potential distribution using ECG inverse solution. *Jpn Heart J* 1986；27：235-44.

［書籍・単行本］著者名．題名（編者名）．書名．発行地（外国の場合のみ）：発行所，発行年：ページ（始め-終わり）．

例1）貝原益軒，井上　馨，郷邑要市．サブルーチン問題．応用数学講座．岩波書店，1993.

例2）桂　太郎．医療情報の標準化．新版医療情報「医療情報システム編」，篠原出版新社，2009：224-40.

6-3. 著者について

姓（family name）と名（given name）の間にコンマを入れない．名（given name）に省略記号（.）をつけない．著者名が6名以下なら全員を記す．7名以上の場合は最初の3名のみを列記し，それに「ら」，"et al."を付記する．著者と著者の間にはコンマを入れる．and, und, et., & などを用いない．日本人著者名は，姓だけでなく，名も書く．

6-4. 雑誌について

略式雑誌名のあとに省略記号（.）をつけない．雑誌名はイタリック文字を用いる．投稿原稿では雑誌名にアンダーラインを引く．巻数はゴシック文字を用いる．英文原稿に和文献を引用するときには，最後に（in Japanese）を添える．

6-5. ページ数について

最終ページ数は，最初ページ数と重複しない数字のみを記す．

6-6. 単行本の場合

書名はイタリック文字を用いる．投稿原稿では書名にアンダーラインを引く．

6-7. 電子媒体の場合

［CD-ROM, DVD等］著者名．題名．収載名［媒体］．発行地（外国の場合のみ）：発行所，発行年：ページがあれば（始め-終わり）．

例1）木村通男．医療情報の過去・現在・未来—Data, Information, Intelligence 第2回現在編．第31回医療情報学連合大会論文集［CD-ROM］．日本医療情報学会，2011：4-7.

例2）省戸利普．技術の変遷．医学の情報集［DVD］．医療と情報の窓社，2005.

例3）Anderson SC, Poulsen KB. Anderson's electronic atlas of hematology［CD-ROM］. Philadelphia: Lippincott Williams & Wilkins, 2002.

［ウェブサイトやオンライン上の文献］著者名・題

名・発行地（外国の場合のみ）：発行所，発行年［URL（引用した年-月-日）］.

例1）Hooper JF. Psychiatry & the Law: Forensic Psychiatric Resource Page. Tuscaloosa:University of Alabama, 1999.

［http://bama.ua.edu/~jhooper/(cited 2007-Feb-23)］.

例2）Foley KM, Gelband H, editors. Improving palliative care for cancer. Washington: National Academy Press, 2001.

［http://www.nap.edu/books/0309074029/html/（cited 2002-Jul-9)］.

例3）標準的電子カルテ推進委員会．最終報告．厚生労働省医政局研究開発振興課，2005.

［http://www.mhlw.go.jp/shingi/2005/05/dl/s0517-4b.pdf（cited 2011-Nov-11)］.

7. 著者校正

原則として，初校時1回のみとする．

8. 掲載料

8-1. 筆頭著者が会員の場合には掲載費用は無料とする．ただし，超過分，カラー写真については実費を徴収する．その他特別に要した経費は実費を徴収する．また，投稿順序によらず投稿者が速やかに（至急）掲載を希望する場合は，特別掲載原稿としての取扱いを文書で申込むことができる．この場合には特別掲載料を徴収する．

8-2. 筆頭著者が会員でない場合には学会費1年分を投稿料として請求する．

9. 著作権および版権

本誌に掲載された原稿の著作権および版権は日本医療情報学会に帰属するものとする．「医療情報学」に掲載された原稿その他の記事の全部，または一部をそのまま他の出版物等に掲載する場合には，定められた様式に基づく文書により編集委員長の許可を得るとともに，当該の出版物等に「医療情報学」からの転載であることを明記すること．なお，原稿等が「医療情報学」に掲載されることが決定した際，著者は編集委員長が送付する著作権譲渡書に署名・捺印して，速やかに編集委員会宛に返送すること．原稿執筆者には論文の内容を無断で改変されない権利（著作人格権）が残される．

10. 倫理

10-1. 倫理違反として以下の行為を禁止する．

1. （二重投稿の禁止）当該査読を伴う投稿論文と同等の内容が他誌に投稿されてはならない．ただし，国際会議・大会・研究会などの予稿はこの範囲ではない．

2. （捏造・改ざん・盗用の禁止）事実に基づかないデータを故意に作り出したり，データなどを根拠なく書き換えたり，他人から得たデータや知見を許可なく自身の得たものとして記載したりしてはならない．

3. （倫理規程違反）自らの所属する機関などで定める倫理規程を犯してはならない．

10-2. 倫理違反とみなされた場合は，下記の罰則の一部，または，全部が適用される．

1. 当該論文の不採録，または，掲載取り消しとその通知．

2. 著者全員の本会学術雑誌への投稿禁止．

3. 二重投稿先，および，著者の所属先への通知．

11. 個人情報の保護

個人情報の保護の観点から，たとえ学術論文であっても容易に個人が特定されないように，症例等の記載については十分に配慮しなければならない．

なお，重複または二重掲載やプライバシーに関する患者の権利の保護などについては，医学雑誌編集者国際委員会（International Committee of Medical Journal Editors（ICMJE））の提示する「生物医学雑誌への統一投稿規程」※1，および外科関連学会協議会加盟学会による「症例報告を含む医学論文及び学会研究会発表における患者プライバシー保護に関する指針」※2に準じて投稿すること．

※1 原文は

http://www.icmje.org/urm_full.pdf，日本語訳は

http://www.ishiyaku.co.jp/magazines/ayumi/urm.aspx

（医歯薬出版社・医学のあゆみ，210巻11号〜13号）を参照のこと．

※2

http://www.joooc.or.jp/other/info/privacy.html

12. 利益相反（Conflict of Interest）の開示

投稿にあたっては，当該論文が関わるCOI状態について，本学会の「医療情報学研究の利益相反（COI）に関する指針及び細則」に基づき，所定の書式*により報告しなければならない．この利益相反報告書の内容は，論文末尾，謝辞または参考文献の前に記載する．規定さ

れた利益相反状態がない場合は，「利益相反なし」「No potential conflicts of interest were disclosed.」などの文言を同部分に記載する．

＊：様式 2-A「Medical Informatics Conflict of Interest Disclosure Statement」あるいは

　　様式 2-B「医療情報学：自己申告による利益相反報告書」

所定の書式については http://www.jami.jp/about/jami-coi.html を参照のこと．

13. 別刷り

別刷りは 20 部を除いてすべて有料とし，著者校正時に 50 部単位で申し込むこと．

14. 原稿送付

原稿は印刷原稿 3 部(オリジナル 1 部, コピー 2 部, 図・表・写真はオリジナル 3 部)と，原稿ファイルおよび原稿のテキスト形式ファイルを収録した CD-R 1 枚または USB メモリ 1 個を送付する．併せて，利益相反報告書を送付する．

原稿の到着日を投稿の受付日とする．原則として原稿は返却しない．

原稿の送付先

　〒113-0033　東京都文京区本郷 2-17-17
井門本郷ビル 2F
日本医療情報学会事務局 宛
TEL：03-3812-1702　FAX：03-3812-1703
E-mail：office@jami.jp

編 集 室

今号では，資料論文が2編採択，掲載されています．

有意な学術仮説の検討に，元データが必要であることは言を待たないですが，医療情報の分野では，そういった目的以外にも，例えば業務改善などにも重要です．

一方で，医事，オーダ，画像，カルテ，各種文書と，医療情報の扱うデータの幅は広がるばかりです．これらについての足跡，版管理などもあります．つまり，我々が扱う情報量は増すばかりなのです．

昨今のビッグデータ解析では，必ずしも収集当初のもくろみとは異なる情報を得ることも多いようです．

そういった意味でも，まずは1次解析だけでも行って，いろいろな観察の記録を残しておくことも，我々の重要な役割でしょう．

（木村通男）

●学会全般についてのお問い合わせ

入会届，退会届，住所変更届などは郵送，またはメールで下記までお送り下さい．

〒113-0033
東京都文京区本郷2-17-17　井門本郷ビル2F
日本医療情報学会事務局
TEL：03-3812-1702
FAX：03-3812-1703
e-mail: office@jami.jp

●編集についてのお問い合わせ

投稿原稿は下記宛，郵送して下さい．
お問い合わせはメールでお願いいたします．

〒113-0033
東京都文京区本郷2-17-17　井門本郷ビル2F
日本医療情報学会事務局
TEL：03-3812-1702
FAX：03-3812-1703
e-mail: office@jami.jp

発行者
一般社団法人日本医療情報学会
　〒113-0033 東京都文京区本郷 2-17-17
　　　　井門本郷ビル 2F
　電話　（03）3812-1702
　FAX　（03）3812-1703
　ホームページ　http://www.jami.jp/

発行所
株式会社篠原出版新社
　〒113-0034 東京都文京区湯島 2-4-9
　　　　MD ビル 3F
　電話　（03）3816-5311
　FAX　（03）3816-5314
　ホームページ　http://www.shinoharashinsha.co.jp

印刷所　小宮山印刷工業株式会社

医療情報学（Japan Journal of Medical Informatics）

第 38 巻 2 号（通巻 185 号）2018 年 6 月 15 日発行
定価　（本体 2,381 円＋税）年間購読料　14,286 円＋税（年 6 冊，送料弊社負担）

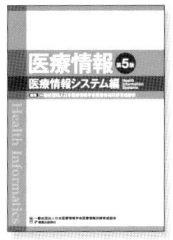
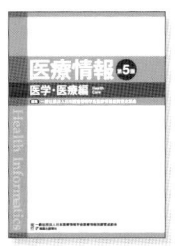
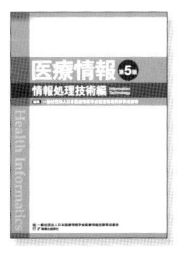

医療情報学 Vol.38 No.2 2018　第38巻・第2号　通巻第185号　平成30年6月15日発行

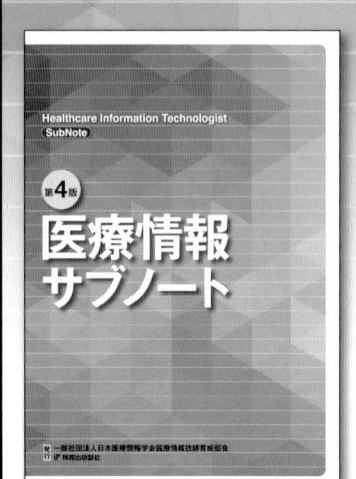
発行　一般社団法人日本医療情報学会
　　　篠原出版新社

定価（本体2,381円＋税）

ISBN978-4-88412-512-7　C3047　¥2381E